实用临床
疾病护理方法

崔玉芳 / 主编

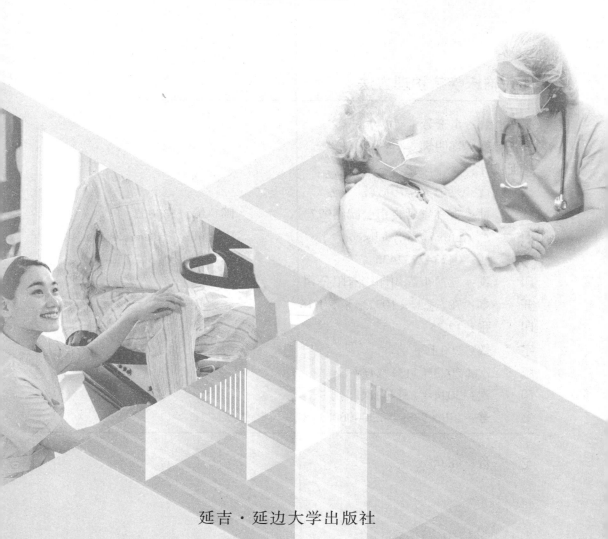

延吉·延边大学出版社

图书在版编目（CIP）数据

实用临床疾病护理方法 / 崔玉芳主编. —— 延吉：
延边大学出版社，2023.11
ISBN 978-7-230-06002-8

Ⅰ．①实… Ⅱ．①崔… Ⅲ．①护理学–教材 Ⅳ.
①R47

中国国家版本馆CIP数据核字(2023)第229749号

实用临床疾病护理方法

主　　编：崔玉芳
责任编辑：郑明昱
封面设计：文合文化
出版发行：延边大学出版社
社　　址：吉林省延吉市公园路977号　　　　邮　　编：133002
网　　址：http://www.ydcbs.com　　　　　E-mail:ydcbs@ydcbs.com
电　　话：0433-2732435　　　　　　　　传　　真：0433-2732434
印　　刷：三河市嵩川印刷有限公司
开　　本：787毫米×1092毫米　　1/16
印　　张：12.75
字　　数：200千字
版　　次：2023年11月第1版
印　　次：2024年1月第1次印刷
书　　号：ISBN 978-7-230-06002-8

定　　价：98.00元

编　委　会

前　言

随着精准医学理论与智能医学工程技术的深度融合，个体化、精准化、智能化成为医学领域发展的趋势，护理学的新理论、新技术也在不断涌现。面对这一形势，护理人员迫切需要提高和更新专科理论和护理技术。传统的护理书籍难以满足现代护理人员的需要，亟须一本涵盖各专业大量护理信息和最新护理理念的书籍，为此，我们组织具有丰富经验的临床护理人员尽心编写了此书。

本书在编写过程中广泛搜集国内外资料，并参考了大量相关专著、文献及各科领域的最新研究动态和学术成果，同时结合各位编者丰富的临床护理经验，使得本书具有实用性、科学性和先进性。本书内容从基础护理技术操作开始，然后详述了各科室常见疾病诊疗知识及护理要点，内容涵盖了理论与实践，既可用于年轻护士的规范化培训，也可作为各科室专科护士的临床工作参考工具书。

本书在编写过程中虽经多次推敲、反复论证与修改，但由于编者时间有限，书中难免存在疏漏和错误，恳请广大读者批评和指正，以便我们今后不断完善和修订。

编　者
2023 年 11 月

目　　录

第一章　基础护理技术操作

第一节　手卫生

一、目的

1. 一般洗手　洗去污垢、皮屑及部分暂存细菌，降低院内感染率，防止交叉感染。

2. 外科手消毒

（1）清除指甲、手、前臂的污物和暂居菌。

（2）将常居菌减少到最低程度。

（3）抑制微生物的快速再生，避免感染。

二、用物

洗手液、流动水、一次性纸巾；外科手术消毒时备洗手液、无菌手刷、无菌巾。

三、评估

1. 了解手部污染程度。

2. 了解操作范围、目的。

3. 了解手部皮肤及指甲情况。

四、操作要点

1. 一般洗手

（1）取下手表，必要时将衣袖卷过肘。

（2）打开水龙头，淋湿双手，取适量洗手液放于掌心，用力搓摩双手掌心；右手掌心覆盖左手背揉搓，反之亦然；双手掌心相对十指交叉揉搓；弯曲手指，指背叠于另一手掌心旋转揉搓，反之亦然；一手握另一手大拇指旋转搓摩，反之亦然；右手五指并拢贴于左手掌心正反向旋转搓摩，反之亦然。必要时揉搓腕部，然后在水流下彻底冲洗干净双手，用防止手部再污染的方法关闭水龙头，用一次性纸巾擦手。

（3）注意指尖、指缝、指关节等处揉搓时间不少于 15 秒，冲洗时肘部应高于手掌位置，让水从指尖处流下。

2. 外科洗手

（1）修剪指甲，清除指甲下的污垢。

（2）按一般洗手法要求洗手，包括前臂、上臂下 1/3，使用流动水冲洗干净，用无菌巾擦干。

（3）如采用揉搓法可取适量洗手消毒液，按六步洗手法揉搓双手、前臂、上臂下 1/3，用消毒剂消毒。

（4）如需刷手，刷洗顺序为指尖、手指、指缝、手掌、手背、手腕、前臂、上臂下 1/3，刷洗 3 遍，时间不少于 5 分钟。

（5）冲洗时让水由指尖流向手臂，用无菌巾擦干双手及上臂。

（6）手消毒后，将双手悬空举在胸前。

五、注意事项

1. 洗手前应摘掉戒指等首饰，指甲长者应当修剪，并去除指甲下的污垢。

2. 洗手时注意清洗指尖、指缝和关节等部位。

3. 保持手指朝上，将双手悬空举在胸前，使水由指尖流向肘部，避免倒流。

4. 使用后的海绵、刷子等，应一用一消毒。

第二节　保护性约束方法

一、目的

主要是限制患者躯体及四肢活动，预防患者自伤、拔管或伤及他人，以保证患者在医院期间的治疗和护理安全。在约束前必须征得患者或亲属的同意，签署相关文件方可约束患者。

二、用物

保护具、约束带、床档。

三、评估

1. 病情、年龄、意识状态、沟通能力，对治疗、护理的反应。
2. 肢体活动度。
3. 患者及家属对使用保护用具的理解和合作程度。
4. 约束部位皮肤色泽、温度及完整性等。
5. 需要使用保护具的种类和时间。

四、操作要点

1. 携物品至病床旁，核对并解释。
2. 取得家属及患者的配合，调整患者适宜体位。
3. 肢体约束　暴露患者的腕部或踝部，用棉垫包裹手腕或踝部，宽绷带打成双套结，将双套结套于手腕或踝部棉垫外稍拉紧使之不脱出，以不影响血液循环为宜，将带子系于床缘上，用制作好的约束带固定时，应松紧适宜、固定牢固。
4. 肩部约束　暴露患者的双肩，将患者双侧腋下垫棉垫，将保护带（大单）置于患者双肩下，双侧分别穿过患者的腋下，在背部交叉后分别固定在床头，为患者盖好被子。

5. 全身约束　将大单折成自患者肩部至踝部的长度，将患者放于中间，用靠近护士一侧的大单紧紧包裹同侧患者的手足至对侧，自患者腋窝掖于身下，再将大单的另一侧包裹手臂及身体后，紧掖于靠护士一侧身下，如患者过分活动可用绷带系紧。

6. 患者体位舒适，肢体处于功能位并保护患者安全，整理床单位。

五、注意事项

1. 使用约束带时，约束带下应垫衬垫，固定需松紧适宜，其松紧度以能伸入 1~2 手指为宜，保持功能位。

2. 注意每 15~30 分钟后观察 1 次受约束部位的血液循环情况，包括皮肤的颜色、温度、活动及感觉等。

3. 每两小时定时松解 1 次，并改变患者的姿势及给予受约束的肢体运动，必要时进行局部按摩，促进血液循环。

第三节　铺床法

一、目的

更换污染的床单、被褥，以保持床铺清洁、干燥，患者舒适。

二、用物

治疗车、清洁大单（床套）、中单、被套、枕套，床刷套上湿布套或扫床湿毛巾。

三、评估

1. 评估患者病情、意识状态、合作程度、自理程度、皮肤及管路情况。

2. 评估床单位安全、方便、整洁程度。

四、操作要点

1. 备用床和暂空床

（1）移开床旁桌距床 20cm，将床旁椅移至床尾正中，将铺床用物放于床旁椅上。

（2）从床头至床尾铺平床褥后，铺上床单或床罩。

（3）将棉胎或毛毯套入被套内。

（4）两侧内折后与床内沿平齐，尾端内折后与床垫尾端平齐。

（5）暂空床的盖被上端内折 1/4，再扇形三折于床尾并使之平齐。

（6）套枕套，将枕头平放于床头正中。

（7）移回床旁桌、椅。

2. 麻醉床

（1）同"备用床和暂空床"步骤的（1）（2）。

（2）根据患者手术麻醉情况和手术部位铺单。

（3）盖被放置应方便患者搬运。

（4）套枕套后，将枕头平放于床头正中。

（5）移回床旁桌、椅。

（6）处理用物。

3. 卧床患者更换被单

（1）与患者沟通，争取患者的配合。

（2）移开床旁桌、椅。

（3）将枕头及患者移向对侧，使患者侧卧。

（4）松开近侧各层床单，将其上卷于中线处塞于患者身下，清扫、整理近侧床褥，依次铺近侧各层床单。

（5）将患者及枕头移至近侧，患者侧卧。

（6）松开对侧各层床单，将其内卷取出，同法清扫和铺床单。

（7）患者平卧，更换清洁被套及枕套。

（8）移回床旁桌、椅。

（9）根据病情协助患者转换成舒适体位。

（10）处理用物。

第四节　移动患者

一、目的

运送由于病情或治疗要求身体不能自行移动的患者。

二、用物

平车、过床板。

三、评估

1. 病情、意识状态。

2. 体重、躯体活动能力、皮肤情况。

3. 评估有无约束，各种管路情况，身体有无移动障碍。

4. 患者移动的目的、活动耐力及合作程度。

四、操作要点

1. 携用物至床旁，核对并解释，争取患者的配合，妥善固定好患者身上的导管、输液管，等等。

2. 搬运患者　移开床旁桌、椅，松开盖被，协助患者穿好衣服、移至床边。

3. 挪动法　将平车紧靠床边，大轮端靠床头，轮闸制动，协助患者按上半身、臀部、下肢的顺序依次向平车挪动，让患者头部卧于大轮端，将平车推至床尾，使平车头端与床尾呈钝角，轮闸制动。

4. 一人法　协助患者屈膝，一臂自患者腋下伸至对侧肩部外侧，另一臂伸入患者大腿下，嘱患者双臂交叉于搬运者颈后，移步转身轻放平车。

5. 两人法　两人站在床的同侧，一名护士一支手托患者颈肩部，另一支手托腰部；另一名护士一支手托臀部，另一支手托膝部；两人使患者身体向搬运者倾斜，同时移步，合力抬起，将患者轻放平车。

6. 三人法　一名护士一支手托头、颈、肩，另一支手托胸背部；另一名护士一支手托腰部，另一支手托臀部；第三名护士一支手托腘窝，另一支手托小腿部；三人使患者身体向搬运者倾斜，合力抬起患者轻放平车。

7. 四人法　将平车紧靠床边（大轮端靠床头），患者腰、臀下铺中单，一名护士托患者头、颈肩部，一名护士托双腿，另两名护士分别站于床及平车两侧，紧握中单四角；四人合力抬起患者轻放平车。

8. "过床板"使用法　适用于不能自行活动的患者，将平车与床平行并紧靠床边，平车与床的平面处于同一水平，固定平车和床，护士分别站于平车与床的两侧并抵住平车，站于床侧的护士协助患者向床侧翻身，将"过床板"平放在患者身下 1/3 或 1/4 处，向斜上方 45°轻推患者；站于车侧护士，向斜上方 45°轻拉协助患者移向平车，待患者上平车后，协助患者向床侧翻身，将"过床板"从患者身下取出。

9. 妥善安置各种管路，为患者盖好盖被。

10. 观察输液畅通情况。

五、注意事项

1. 搬运患者时动作轻稳，协调一致，确保安全，保持舒适。

2. 尽量使患者靠近搬运者，以达到节力的目的。

3. 将患者头部置于平车的大轮端，以减轻颠簸与不适。

4. 推车时车速适宜，护士站于患者头侧以观察病情，下坡时应使患者头部在高处一端。

5. 对骨折患者应在平车上垫木板，并固定好骨折部位再搬运。

6. 在搬运患者的过程中保证各种管路通畅、有效。

第五节　无菌技术

一、目的

保持无菌物品和无菌区域不被污染，防止病原微生物侵入或传播给他人。

二、用物

无菌钳、镊子罐、无菌治疗巾、无菌手套、无菌容器、无菌溶液、治疗盘、污物碗。

三、评估

操作环境：操作台宽阔、清洁、干燥，治疗室光线明亮，在 30 分钟内无打扫。

四、操作要点

1. 无菌持物钳

（1）核对无菌钳包有无破损及消毒日期。

（2）打开无菌钳包。

（3）取出镊子罐立于治疗台面上。

（4）标明打开日期及时间。

2. 取无菌治疗巾及铺无菌盘

（1）检查无菌包及包皮有无破损，核对灭菌日期。

（2）检查治疗盘是否清洁、干燥。

（3）无菌治疗巾包应放在清洁、干燥、平坦、宽敞处。

（4）打开无菌治疗巾包，取出治疗巾并铺于无菌盘中，应在清洁、干燥、平坦、宽敞处操作。

3. 取无菌溶液

（1）核对及检查所用溶液瓶签、名称、浓度、有效期，瓶子有无裂缝，检查溶液有无沉淀、浑浊及变色。

（2）按要求打开溶液瓶，取无菌溶液。

（3）倒无菌溶液置入无菌容器内，将治疗巾盖好，注明开瓶时间。

4. 戴无菌手套

（1）取下手表，洗手。

（2）核对手套包上的号码和灭菌日期。

（3）按要求戴手套，将手套的翻转处套在工作服衣袖外边。

（4）脱手套方法正确。

五、注意事项

1. 治疗盘必须清洁、干燥，无菌巾避免潮湿。

2. 铺无菌巾时不可触及无菌面，覆盖无菌巾时对准边缘，一次盖好，避免污染。

3. 无菌盘有效期为 4 小时。

4. 用无菌持物钳取物时不可触及容器口边缘及溶液以上的容器内壁，使用时应保持钳端向下，不可倒转向上，用后立即放入容器中；如到远处夹取物品，无菌持物钳应连同容器一并搬移，就地取出使用。无菌持物钳只能用于夹取无菌物品，不能用于换药和消毒皮肤。

5. 不可将无菌物品或非无菌物品伸入到无菌溶液瓶内蘸取或直接接触瓶口倒液。

6. 倒出的无菌溶液不可倒回瓶内。

7. 未戴手套的手不可触及手套外面，戴手套的手则不可触及未戴手套的手及手套的里面。

8. 手套破裂或污染，立即更换。

第二章　呼吸内科疾病的护理

第一节　急性气管－支气管炎

急性气管－支气管炎是由生物、物理、化学刺激或过敏等因素引起的急性气管－支气管黏膜炎症，多为散发，无流行倾向，年老体弱者易患。临床表现主要为咳嗽和咳痰。多见于寒冷季节或气候突变时。

一、护理评估

1. 健康史　询问患者有无急性上呼吸道感染病史；有无接触过敏原史，如花粉、有机粉尘、真菌孢子、动物毛发排泄物或细菌蛋白质等；是否受寒冷天气影响等。

2. 身体评估

（1）症状：全身症状较轻，可伴低热、乏力、头痛及全身酸痛等，一般3～5天后消退。咳嗽、咳痰，先为干咳或咳少量黏液性痰，随后转为黏液脓性痰，痰量增多，咳嗽加剧，偶可痰中带血。咳嗽、咳痰可延续2～3周才消失，如迁延不愈，可演变为慢性支气管炎。如支气管发生痉挛，可出现程度不等的气促、喘鸣和胸骨后发紧感。

（2）体征：两肺呼吸音粗糙，可闻及散在干、湿性啰音，啰音部位常不固定，咳嗽后可减少或消失。

3. 心理－社会状况　评估患者对疾病的重视程度；评估是否掌握疾病预防知识及注意事项；注意患者所伴随的相应的心理反应，如呼吸道症状导致的患者社会适应能力的改变，胸闷、气短所引起的紧张和焦虑等心理状态改变。

4. 辅助检查

（1）血常规检查：白细胞总数及分类大多正常，细菌感染较重时，白细胞计数和中性粒细胞可增高。

（2）痰涂片或培养可发现致病菌。

（3）X 线胸片检查多为正常，或仅有肺纹理增粗。

二、治疗

治疗原则是止咳、祛痰、平喘和控制感染。

1. 抗菌治疗　如有细菌感染，应及时应用抗生素。可以首选大环内酯类、青霉素类，亦可选用头孢菌素或喹诺酮类等药物。

2. 对症治疗　对发热头痛者，选用解热镇痛药；咳嗽无痰者，可用止咳药；痰液黏稠不易咳出者，可用祛痰药，也可以用雾化吸入法祛痰，如有支气管痉挛，可用支气管扩张药。

三、护理措施

1. 环境　提供整洁舒适、阳光充足的环境，保持室内空气新鲜，定时通风，但应避免对流，以免患者受凉，维持适宜的温度、湿度。

2. 饮食护理　提供高蛋白、高维生素、高热量的清淡饮食，禁食辛辣、有刺激性和过于油腻的食物。鼓励患者多饮水，每天保证饮水在 1 500mL 以上，充足的水分可保证呼吸道黏膜的湿润和病变黏膜的修复，有利于痰液的稀释和排出。

3. 避免诱因　注意保暖；避免尘埃、烟雾等不良刺激；适当休息，避免疲劳。如有发热，发热期间应卧床休息。

4. 用药护理　按医嘱正确、及时给予祛痰、止咳、解痉、平喘药及抗生素，注意观察药物的疗效和不良反应，如使用抗生素可引起过敏反应及大便秘结，祛痰药可致胃部不适及食欲减退等。

5. 病情观察　注意观察体温的变化及咳嗽、咳痰情况，注意有无胸闷、气促等症状，详细记录痰液的色、量、质及气味。指导患者正确留取痰液标本并及时送检，为诊断与治疗提供可靠的依据。

6. 促进有效排痰　指导有效咳痰、排痰。痰液黏稠不易咳出时，可按医嘱予以雾化吸入。年老、体弱者协助翻身，拍背。

7. 心理护理　关心体贴患者，解除患者的焦虑情绪。

四、健康教育

1. 宣教　向患者及家属讲解有关病因及诱因、发病过程、预后知识，以稳定其情绪；帮助患者了解本病的治疗要点，强调多喝水的重要性，指导合理饮食、休息与活动，保证足够的营养、充足的睡眠，避免疲劳，有利于疾病的恢复；指导患者遵医嘱用药，帮助患者了解所用药物的作用及不良反应；告知患者如 2 周后症状仍持续存在，应及时就诊。

2. 避免诱因指导　保持居室空气新鲜、流通，适宜的温度和湿度，注意保暖，防止感冒；做好劳动保护，加强环境卫生，避免粉尘、刺激性气体及烟雾等有害因素的刺激；避免过度劳累；吸烟者劝其戒烟。

3. 活动与运动指导　平时生活要有规律，进行适当的耐寒训练，开展体育锻炼，以增强体质。

第二节　支气管扩张

支气管扩张是指直径大于 2mm 的支气管由于管壁的肌肉和弹性组织破坏引起的慢性异常扩张。主要由于支气管及其周围组织的慢性炎症和支气管阻塞，引起支气管管壁肌肉和弹性组织的破坏，导致支气管管腔扩张和变形。临床上主要表现为慢性咳嗽伴大量脓痰和（或）反复咯血。

婴幼儿麻疹、百日咳、支气管肺炎等感染，是支气管 – 肺组织感染和阻塞所致的支气管扩张最常见的原因。随着人民生活水平的提高，麻疹、百日咳疫苗的预防接种，以及抗生素的临床应用，使本病的发病率大大降低。

一、护理评估

1. 健康史　详细询问患者既往是否有麻疹、百日咳、支气管肺炎迁延不愈；有无反复发作的呼吸道感染病史。

2. 身体状况　评估内容如下：

（1）主要症状

① 慢性咳嗽、大量脓痰：咳嗽、咳痰与体位改变有关，晨起及晚间卧床改

变体位时咳嗽明显、痰量增多。感染急性发作时，黄绿色脓痰明显增加，一日达数百毫升；如有厌氧菌混合感染时，痰有恶臭味，呼吸有臭味。痰液收集于玻璃瓶中静置后分为四层：上层为泡沫，下悬脓性成分，中层为浑浊黏液，下层为坏死组织沉淀物。

② 反复咯血：50% ~ 70% 的患者反复咯血，量不等，从痰中带血至大咯血，咯血量与病情程度、病变范围不一致。部分患者仅有反复咯血，临床上称为"干性支气管扩张"，常见于结核性支气管扩张，病变多发生在引流良好的上叶支气管，且不易感染。

③ 反复肺部感染：其特征是同一肺段反复发生肺炎并迁延不愈。这是由于扩张的支气管清除分泌物的功能丧失，引流差，易于反复发生感染。

④ 全身中毒症状：反复的肺部感染引起全身中毒症状，出现间歇发热或高热、乏力、食欲减退、盗汗、消瘦、贫血等，严重者出现气促或发绀。

（2）体征：早期或干性支气管扩张无异常肺部体征。典型体征是在两肺下方持续存在的粗、中湿啰音，咳嗽、咳痰后啰音可暂时消失，以后又出现。结核引起的支气管扩张，湿啰音多位于肩胛间区；有时可伴哮鸣音。部分慢性患者可出现杵状指（趾）、贫血，肺功能严重下降的患者活动后可出现发绀等。

3. 心理 – 社会状况　支气管扩张是长期反复感染的慢性疾病，病程长，发病年龄较轻，给患者的学习、工作，甚至婚姻带来影响，尤其病情迁延反复，检查治疗收效不显著，患者出现悲观、焦虑情绪；痰多、有口臭的患者，在心理上产生极大压力，表现为自卑、孤独、回避。若突然大咯血时，又可出现精神紧张、恐惧等表现。

4. 辅助检查

（1）胸部 X 线检查：早期轻者一侧或双侧肺纹理增多、增粗现象；典型 X 线表现为粗乱肺纹理中有多个不规则的蜂窝状透亮阴影，或沿支气管的卷发状阴影，感染时阴影内出现液平面。

（2）胸部 CT 检查：显示管壁增厚的柱状扩张，或成串成簇的囊样改变。

（3）支气管造影：是诊断支气管扩张的主要依据，可确诊本病，确定病变部位、性质、范围、严重程度，为治疗或手术切除提供重要的参考依据。

（4）纤维支气管镜检查：明确出血、扩张或阻塞部位，还可进行活检、局部灌洗、局部止血，取冲洗液做微生物检查。

（5）实验室检查：继发肺部感染时白细胞总数和中性粒细胞增多。痰涂片或培养发现致病菌。

二、治疗

其原则是控制呼吸道感染，保持呼吸道引流通畅，处理咯血，必要时进行手术治疗。

1. 控制感染 是急性感染期的主要治疗措施。急性感染时根据病情、痰培养及药物敏感实验选用合适的抗生素控制感染。

2. 加强痰液引流 痰液引流和抗生素治疗同样重要，可保持气道通畅，减少继发感染和减轻全身中毒症状。主要治疗方法有物理治疗法、药物祛痰法、纤维支气管镜吸痰法等。

3. 手术治疗 适用于病灶范围较局限，全身情况较好，经药物治疗仍有反复大咯血或感染者。根据病变范围使用肺段或肺叶切除术；病变范围广泛或伴有严重心、肺功能障碍者不宜进行手术治疗。

4. 咯血处理 少量咯血给予药物止血；大量咯血时常用垂体后叶素缓慢静脉注射，经药物治疗无效者，行支气管动脉造影，根据出血小动脉的定位，注入可吸收明胶海绵或聚乙烯醇栓，或行栓塞止血。

三、护理措施

1. 一般护理

（1）急性感染或病情严重者卧床休息；保持室内空气流通，维持适宜的温度、湿度，注意保暖；使用防臭、除臭剂，消除室内异味。避免到空气污染的公共场所，戒烟、避免接触呼吸道感染患者。

（2）加强营养，摄入总热量以不低于 3 000kcal/d 为宜，指导患者多进食肉类、蛋类、豆类及新鲜蔬菜、水果等高蛋白、高热量及富含维生素和矿物质的饮食，增强机体抵抗力；高热者给予物理降温，鼓励患者多饮水，保证摄入足够的水分，饮水量在 1.5 ~ 2L/d，利于痰液稀释，易于咳出。大咯血时应暂禁食。

2. 病情观察　观察患者咳嗽、咳痰的量、颜色、黏稠度及痰液的气味，咳嗽、咳痰与体位的关系；有无咯血，以及咯血的量、性质；有无胸闷、气急、烦躁不安、面色苍白、神色紧张、出冷汗等异常表现，并且密切观察患者体温、心率、呼吸、血压的变化，警惕窒息的发生。

3. 体位引流护理　体位引流是利用重力作用促使呼吸道分泌物流入支气管、气管排出体外。有助于排除积痰，减少继发感染和全身中毒症状。对痰多、黏稠而不易排除者，其作用有时不亚于抗生素，具体措施如下：

（1）引流前向患者说明体位引流的目的及操作过程，消除顾虑，争取患者的合作。

（2）根据病变部位及患者自身的体验，采取相应体位。原则上抬高患肺位置，使引流支气管开口向下，同时辅以拍背，以借重力作用使痰液流出。

（3）引流宜在饭前进行，以免饭后引流导致呕吐。引流 1～3 次/天，15～20 分钟/次，时间安排在早晨起床时、晚餐前及睡前。

（4）引流过程中鼓励患者做深呼吸及有效咳嗽，以利于痰液排出；同时注意观察患者的反应，如出现咯血、头晕、发绀、呼吸困难、出汗、疲劳等症状，及时停止。

（5）对痰液黏稠者，先用生理盐水超声雾化吸入或服用祛痰药（氯化铵、溴己新等），以稀释痰液，提高引流效果。

（6）引流完毕，给予清水漱口，去除痰液气味，保持口腔清洁，记录排出的痰量和性质，必要时送检。引流过程中应有护士或家人的协助。

4. 预防咯血窒息的护理　具体措施如下：

（1）嘱少量咯血患者卧床休息，大咯血者务必卧床休息，取侧卧位或头侧平卧位，避免窒息。

（2）准备好抢救物品（如吸引器、氧气、气管插管、气管切开包、鼻导管、喉镜、止血药、呼吸兴奋剂、升压药及备血等）。

（3）如果发现患者咯血时突然出现胸闷、气急、发绀、烦躁、神色紧张、面色苍白、冷汗、突然坐起等，应怀疑患者发生了窒息，立即通知医师；同时让患者侧卧取头低脚高位，轻拍背部，协助将血咯出；无效时可直接用鼻导管抽吸，必要时进行气管插管或气管切开，以解除呼吸道梗阻。

（4）发生大咯血时，安慰患者，嘱其保持镇静，不能屏气，将血轻轻咯出。

5. 心理护理　以尊重、亲切的态度，多与患者交谈，给予心理支持，帮助患者树立治疗信心，消除紧张、焦虑情绪；发生大咯血时，守护在患者身边，安慰患者，轻声、简要解释病情，减轻患者的紧张情绪，消除恐惧感，告知患者心情放松有利于止血，并配合治疗。

四、健康教育

1. 做好麻疹、百日咳等呼吸道传染性疾病的预防接种工作，积极防治支气管肺炎、肺结核等呼吸道感染；治疗上呼吸道的慢性病灶，如扁桃体炎、鼻窦炎、龋齿等，减少呼吸道反复感染的机会。急性感染期，选用有效的抗生素，防止病情加重。注意口腔清洁卫生，用复方硼酸溶液漱口，一日数次。痰液经灭菌处理或焚烧。

2. 锻炼身体，避免受凉，减少刺激性气体吸入，务必戒烟。

3. 教会患者体位引流的方法和选择体位的原则，如两上肺叶的病变，选择坐位或头高脚低的卧位；中、下肺叶的病变，选择头低脚高的健侧卧位。体位的选择不宜刻板，患者还可根据自身体验（有利于痰液排出的体位）选择最佳的引流体位。指导患者和家属掌握有效咳嗽、雾化吸入的方法，观察感染，咯血等症状，以及引流过程中不良反应的处理，一旦症状加重，及时就诊。

4. 向患者说明咯血量的多少与病情程度不一定成正比，咯血时不要惊慌，及时就诊。

5. 对合并肺气肿者应进行呼吸功能锻炼。

第三节　肺炎

肺炎是指终末气道、肺泡和肺间质的炎症，可由病原微生物、理化因素、免疫损伤、过敏及药物所致，是呼吸系统的常见疾病，任何季节都会发病，但冬季和早春多见，任何年龄均有可能被感染。在我国，发病率及病死率高，尤其是老年人或免疫功能低下者，在各种致死病因中居第五位。随着抗生素的应用和发展，其病死率明显下降，但是，老年人及免疫功能低下者并发肺炎时，其病死率仍较高。临床表现主要有发热、咳嗽、咳痰和呼吸困难等，肺部 X 线可见炎性浸润阴影。肺炎预后良好，可以恢复其原来的结构和功能。

一、肺炎链球菌肺炎

肺炎链球菌肺炎是由肺炎链球菌所引起的肺实质的炎症，为最常见的细菌性肺炎，约占社区获得性肺炎的半数。本病以冬季与初春为高发季节，多发生于原先健康的青壮年男性，老年或婴幼儿呼吸道免疫功能受损或有慢性基础疾病等均易遭受肺炎链球菌侵袭。临床起病急骤，患者均有寒战、高热、胸痛、咳嗽和血痰等症状。近年来因抗生素及时广泛的应用，发病率逐渐下降，不典型病例较前增多。

1. 护理评估　内容如下：

（1）健康史：询问患者发病情况，有无受凉淋雨、过度疲劳、醉酒，是否年老体弱、长期卧床、意识不清、吞咽和咳嗽反射障碍、患慢性或重症疾病；是否长期使用糖皮质激素或免疫抑制剂、接受机械通气及大手术等；了解患者既往的健康状况，起病前是否存在使机体抵抗力下降、呼吸道防御功能受损的因素。

（2）身体评估

① 症状：典型表现为起病急骤，畏寒、高热，全身肌肉酸痛，体温通常在数小时内升至 39～40℃，呈稽留热型。患侧胸痛，可放射至肩部或腹部，咳嗽或深呼吸时加剧。咳嗽，咳痰，痰中带血，典型者咳铁锈色痰。当病变范围广泛时，引起呼吸功能受损，表现为呼吸困难、发绀等。

② 体征：患者呈急性病容，面颊绯红，鼻翼扇动，皮肤灼热、干燥，口角及鼻甲周围可出现单纯性疱疹；早期肺部无明显异常体征。肺实变时，触觉语颤增强，叩诊浊音，听诊闻及支气管呼吸音，消散期可闻及湿啰音。严重者有发绀，心率过速或心律不齐。

（3）心理－社会状况：由于肺炎起病多急骤，短期内病情严重，加之高热和全身中毒症状明显，患者及家属常有焦虑不安；当出现较严重的并发症时，患者会出现忧虑和恐惧。

（4）辅助检查

① 血常规：除年老体弱、酗酒、免疫功能低下者白细胞计数可不增高外，其余白细胞计数升高，中性粒细胞多在80%以上，伴核左移。

② 痰液检查：痰涂片发现典型的革兰染色阳性，带荚膜的双球菌或链球菌。

③ 胸部X线检查：早期仅见肺纹理增多，随着病情进展，表现为大片炎性浸润阴影或实变影，

在消散期，X线显示炎性浸润逐渐吸收，可有片状区域吸收较快，呈现"假空洞"征。

2. 治疗原则

（1）早期应用抗生素治疗：首选青霉素G，滴注时每次尽可能在1小时内滴完，以达到有效的血药浓度。青霉素过敏者，可选用红霉素、头孢菌素等。

（2）抗生素治疗时应给予支持治疗及对症治疗，如卧床休息，保证热量、维生素及蛋白质的摄入量，纠正脱水，维持水、电解质平衡。

（3）有感染性休克时按感染性休克治疗方法处理。

二、肺炎支原体肺炎

肺炎支原体肺炎是由肺炎支原体引起的呼吸道和肺部的急性炎症改变。本病约占非细菌性肺炎的1/3以上，或各种原因引起的肺炎的10%。常于秋冬季节发病。患者以儿童和青年人居多，婴儿有间质性肺炎时应考虑支原体肺炎的可能性。本病经有效治疗多在2~4周内痊愈，有严重并发症者可使病程迁延。

1. 护理评估　内容如下。

（1）健康史：起病通常缓慢，发病前常有鼻炎、咽炎等前驱症状。

（2）身体评估

① 症状：有咽痛、咳嗽、畏寒、发热、头痛、乏力、肌痛等症状。咳嗽多为阵发性刺激性呛咳，咳少量黏液，发热可持续2~3周，体温恢复正常后可能仍有咳嗽。

② 体征：肺部体征多不明显，一般无肺实变体征，可有局限性呼吸音减低及少量干湿性啰音。

（3）心理－社会状况：患者对本病的病因及预防知识缺乏，常因剧烈的咳嗽而烦躁不安、焦虑。

（4）辅助检查：血常规白细胞总数正常或稍增高，以中性粒细胞为主；可有血沉增快；血清学检查是确诊肺炎支原体感染最常用的检测手段；X线表现无特征性。

2. 治疗原则

（1）早期使用适当的抗生素可以减轻症状，缩短疗程至 7～10 天。肺炎支原体肺炎可在 3～4 周自行消散。

（2）治疗首选药物为大环内酯类抗生素，红霉素静脉滴注速度不宜过快，浓度不宜过高，以免引起疼痛及静脉炎。用药疗程不少于 10 天。青霉素或头孢菌素类抗生素无效。

（3）对剧烈呛咳者，应适当给予镇咳药。

三、军团菌肺炎

军团菌肺炎是由革兰染色阴性嗜肺军团杆菌引起的一种以肺炎为主的全身性疾病，又称军团病，1976 年被确认。该菌存在于水和土壤中，常经供水系统、空调和雾化吸入而被吸入，引起呼吸道感染，可呈小的暴发流行，夏季与初秋为多发季节，常侵及老年人、患有慢性病或免疫功能受损者。

1. 护理评估　内容如下。

（1）健康史：一般起病缓慢，也可经 2～10 天潜伏期后突然发病。老年人或原有慢性疾病、血液病、恶性肿瘤、艾滋病或接受免疫抑制剂致免疫功能低下者易患本病。

（2）身体评估

① 症状：开始有倦怠、乏力和低热，1～2 天后出现高热、寒战、肌痛、头痛。呼吸道症状为咳嗽、痰少而黏稠，痰可带血，一般不呈脓性。可伴胸痛，进行性呼吸困难；消化道症状为恶心、呕吐和水样腹泻；严重者有焦虑、感觉迟钝、定向障碍、谵妄等神经精神症状，并可出现呼吸衰竭、休克和肾功能损害。

② 体征：20% 的患者可有相对缓脉，肺实变体征，两肺散在干、湿啰音，

心率加快，胸膜摩擦音。

（3）心理－社会状况：本病起病急骤，短期内病情严重，患者常因疾病来势凶猛而烦躁不安、焦虑。

（4）辅助检查：血白细胞计数多超过 $10 \times 10^9/L$，中性粒细胞核左移，血沉快。动脉血气分析可提示低氧血症。支气管抽吸物、胸腔积液、支气管肺泡灌洗液做革兰染色可以查见细胞内的军团杆菌。

2. 治疗原则

（1）首选红霉素，用药 2～3 周，必要时可加利福平，或多西环素疗程 3 周以上，否则易复发。

（2）氨基糖苷类和青霉素、头孢菌素类抗生素对本病无效。

四、传染性非典型肺炎

传染性非典型肺炎是由 SARS 冠状病毒（SARS－Cov）引起的具有明显传染性、可累及多个脏器系统的特殊肺炎，世界卫生组织（WHO）将其命名为严重急性呼吸综合征（severe acute respiratory syndrome，SARS）。主要临床特征为急性起病、发热、干咳、呼吸困难、白细胞不高或降低、肺部阴影及抗生素治疗无效。本病依据报告病例计算的平均死亡率达 9.3%。人群普遍易感，呈家庭和医院聚集性发病，多见于青壮年，儿童感染率较低。

1. 护理评估　内容如下：

（1）健康史：询问患者接触史、家族史、个人史及既往健康情况，有无与 SARS 患者密切接触（指与 SARS 患者共同生活，照顾 SARS 患者，或曾经接触 SARS 患者的排泄物，特别是气道分泌物），特别询问是否到过收治 SARS 患者的医院和场所等不知情接触史。是否到过 SARS 流行地区，家族中有无相同患者；了解病程经过以及诊治情况，患者近期活动范围等；其潜伏期为 2～10 天。

（2）身体评估

① 症状：起病急骤，发热，体温常大于38℃，有寒战、咳嗽、少痰，偶有血丝痰、心悸、气促，甚至呼吸窘迫；伴有肌肉酸痛、头痛、关节痛、乏力和腹泻。患者多无上呼吸道卡他症状。

② 体征：肺部体征多不明显，部分患者可闻及少许湿啰音，或有肺实变

体征。

（3）心理－社会状况：评估患者因患病以及隔离治疗是否有焦虑、忧郁、恐惧、悲观、自卑、孤独等心理反应，评估家庭成员对患者的态度、关心程度、照顾方式、患者的经济状况等。

（4）辅助检查

① 血液检查：血白细胞计数不升高，或降低，常有淋巴细胞减少，血小板降低。部分患者血清转氨酶、乳酸脱氢酶等升高。

② 病原学检查：早起用鼻咽部冲洗或吸引物、血、尿、便等标本进行病毒分离和聚合酶链反应（PCR）。平行检测进展期和恢复期双份血清 SARS 病毒特异性 IgM、IgG 抗体，抗体阳转或 4 倍以上升高，具有病原学诊断意义。

③ 胸部 X 线检查：早期无异常，1 周内逐渐出现肺纹理粗乱的间质性改变、斑片状或片状渗出影，典型的改变为磨玻璃影及肺实变影。在 2～3 天波及一侧肺野或两肺，约半数波及双肺。病灶多在中下叶呈外周分布。

2. 治疗原则　以对症治疗为主，卧床休息，加强营养支持和器官功能保护，酌情静脉输液及吸氧，注意消毒隔离，预防交叉感染；已明确合并细菌感染者，及时选用敏感的抗生素；给予抗病毒药物，如利巴韦林、阿昔洛韦等，发病早期给予奥司他韦有助于减轻发病和症状；重症患者酌情使用糖皮质激素，密切注意其不良反应和 SARS 并发症。出现低氧血症的患者，使用无创机械通气，持续用至病情缓解，效果不佳或出现 ARDS，及时进行有创机械通气治疗。出现休克或多器官功能障碍综合征，应予相应治疗。

五、护理措施

1. 环境　室内阳光充足、空气新鲜，每日定时通风，保持适宜的温湿度。病房环境保持整齐、清洁、安静和舒适并适当限制探视。

2. 休息　急性期卧床休息，尤其对于体温尚未恢复的患者，卧床休息可以减少组织耗氧量，有利于机体组织的修复。卧床休息时，协助患者取半卧位，可增强肺通气量，减轻呼吸困难。应尽量将治疗、检查与护理操作集中进行，避开患者的睡眠和进餐时间，确保患者得到充分的休息。

3. 饮食　高热时，应及时补充营养和水分，给予高热量、高蛋白、高维生素、易消化的流质或半流质饮食。鼓励患者多饮水，每日饮水量在 2 000mL 以上。高热、暂不能进食者需静脉补液，滴速不宜过快，以免引起肺水肿。有明显麻痹性肠梗阻或胃扩张时，应暂时禁食、禁水，给予胃肠减压，直至肠蠕动恢复。

4. 病情观察 包括以下内容：

（1）意识状态：肺炎患者若出现烦躁不安或反应迟钝等精神症状时，须警惕休克的发生。

（2）脉搏：脉搏的强度和频率是观察休克症状的重要依据。脉搏快而弱后往往出现血压下降；脉搏细弱不规则或不能触及，表示血容量不足或心力衰竭。

（3）呼吸：休克患者呼吸浅促，若呼吸深而快常提示代谢性酸中毒。

（4）血压及脉压：早期血压下降，若在 10.6/6.7kPa（80/50mmHg）以下，脉压差小，提示严重感染引起毛细血管通透性增加，周围循环阻力增加，心排量减少，有效血容量不足，病情严重。

（5）尿量：是观测休克期病情变化的重要指标，休克严重时常发生尿量减少或无尿。监测每小时尿量和尿比重，准确记录 24 小时出入量。

（6）皮肤黏膜色泽及温湿度：反应皮肤血液灌注情况，如面、唇、甲床苍白和四肢厥冷，显示血液灌注不足。

（7）痰液：观察痰液的量、颜色和气味。如肺炎链球菌肺炎呈铁锈色痰，克雷白杆菌肺炎典型痰液为砖红色胶冻状，厌氧菌感染者痰液多有恶臭味等。

（8）监测血白细胞计数和分类计数、动脉血气分析结果。

5. 高热护理 具体措施如下：

（1）寒战时注意保暖，及时添加被褥，使用热水袋时防止烫伤，一般寒战可持续半小时左右，此期禁止物理降温。

（2）高热时，应给予物理降温，如酒精擦浴、冰袋、冰帽等方法，物理降温的同时，要注意保暖，如足底部置热水袋保暖。高热持续不退者，遵医嘱给予解热镇痛药物。

（3）大量出汗者应及时更换衣服和被褥，协助擦汗，避免着凉，并注意保持皮肤的清洁干燥。

（4）做好口腔护理：高热使唾液分泌减少，口腔黏膜干燥，同时机体抵抗力下降，易引起口唇干裂、口唇疱疹、口腔炎症、溃疡。因此，应做好口腔护理，协助患者漱口或用漱口液清洁口腔，口唇干裂可涂润滑油保护。

（5）卧床休息，以减轻头痛、乏力、肌肉酸痛症状。

（6）高热伴烦躁不安者，应注意安全护理，防止摔伤，必要时，应用约束带。

6. 保持呼吸道通畅　指导患者进行有效咳嗽，协助排痰，采取翻身、拍背、雾化吸入等措施。对痰量较多且不易咳出者，遵医嘱应用祛痰剂。协助患者取半卧位休息，以增强肺通气量，减轻呼吸困难。有气急发绀者，应给予氧气吸入，流量为 $2 \sim 4$ L/min。

7. 胸痛患者　应采取患侧卧位，也可在呼气状态下用宽胶布固定胸廓，降低呼吸幅度而减轻痛苦，必要时遵医嘱给予止疼药。早期干咳而胸痛明显者，遵医嘱使用镇咳剂治疗以减轻疼痛。

8. 休克型肺炎的观察和护理

（1）将患者安置在监护室，专人护理：取抬高头胸部约20°，抬高下肢约30°的仰卧中凹位，以利于呼吸和静脉血回流，增加心排出量。尽量减少搬动，并注意保暖。

（2）迅速建立两条静脉通路，遵医嘱给予扩充血容量、纠正酸中毒、应用血管活性药物和糖皮质激素等抗休克治疗及应用抗生素抗感染治疗，恢复正常组织灌注，改善微循环功能。

① 扩充血容量：扩容是抗休克的最基本措施。一般先输低分子右旋糖酐，以迅速扩充血容量、降低血黏稠度、防止 DIC 的发生；继之输入 5% 葡萄糖盐水、复方氯化钠溶液、葡萄糖溶液等。输液速度应先快后慢，输液量宜先多后少，可在中心静脉压的监测下决定补液的量和速度。扩容治疗要求达到比较理想的效果：收缩压大于 90mmHg（12.0kPa），脉压大于 30mmHg（4.0kPa）；中心静脉压不超过 0.98kPa；尿量多于 30mL/h；脉率少于 100 次/分钟；患者口唇红润、肢端温暖。

② 纠正酸中毒：常用 5% 碳酸氢钠溶液静脉滴注。纠正酸中毒可以增强心肌收缩力，改善微循环。

③ 血管活性药物：在补充血容量和纠正酸中毒后，末梢循环仍无改善时可

应用血管活性药物，如多巴胺、酚妥拉明、间羟胺等。血管活性药物应由单独一路静脉输入，并随时根据血压的变化来调整滴速。滴注多巴胺时，要注意药液不得外渗至组织中，以免引起局部组织的缺血坏死。

④ 抗感染治疗：应早期使用足量有效的抗生素，重症患者常需联合用药并经静脉给药。用药过程中，要注意观察疗效和不良反应，发现异常及时报告并处理。

⑤ 糖皮质激素的应用：病情严重，经上述药物治疗仍不能控制者，可使用糖皮质激素，以解除血管痉挛，改善微循环，稳定溶酶体膜，以防酶的释放，从而达到抗休克的作用。常用氢化可的松、地塞米松加入葡萄糖液中静脉滴注。

9. 心理护理　以通俗易懂的语言耐心讲解疾病的知识，各种检查、治疗和护理的目的。特别是休克型肺炎患者，及时与患者及家属进行沟通，减轻其心理负担，使患者能够积极配合治疗。

六、健康教育

1. 对疾病相关知识的宣教　讲解肺炎的病因和诱因，指导患者避免受凉、淋雨、吸烟、酗酒和防止过度疲劳。有皮肤痈、疖、伤口感染、毛囊炎、蜂窝织炎时及时治疗，尤其是免疫功能低下者和慢支、支气管扩张者。

2. 自我护理与疾病监测的指导　慢性病、年老体弱、长期卧床者，应注意经常改变体位、翻身、拍背、咳出气道痰液，有感染征象时及时就诊。

3. 饮食与活动的指导　增加营养的摄入，保证充足的休息时间，劳逸结合，生活有规律。积极参加体育锻炼，增强体质，防止感冒。

4. 用药的指导　指导患者遵医嘱按时服药，了解肺炎治疗药物的疗效、用法、疗程、不良反应，防止自行停药或减量，定期随访。

第三章　消化内科疾病的护理

第一节　胃食管反流病

胃食管反流病（GERD）是一种因胃和（或）十二指肠内容物反流入食管引起胃灼热、反流、胸痛等症状和（或）组织损害的综合征，包括食管综合征和食管外综合征。食管综合征有典型反流综合征、反流胸痛综合征及伴食管黏膜损伤的综合征，如反流性食管炎（RE）、反流性狭窄、Barrett食管（BE）及食管腺癌。食管外综合征有反流性咳嗽综合征、反流性喉炎综合征、反流性哮喘综合征及反流性蛀牙综合征，还可能有咽炎、鼻窦炎、特发性肺纤维化及复发性中耳炎。

根据内镜下表现的不同，GERD可分为非糜烂性反流病（NERD）、RE及BE，我国60%～70%的GERD表现为NERD。

一、病因与发病机制

与GERD发生有关的机制包括抗反流防御机制的削弱、食管黏膜屏障的完整性破坏及胃十二指肠内容物反流对食管黏膜的刺激等。

（一）抗反流机制的削弱

抗反流机制的削弱是GERD的发病基础，包括下食管括约肌（LES）功能失调、食管廓清功能下降、食管组织抵抗力损伤、胃排空延迟等。

1. LES功能失调　LES功能失调在GERD发病中起重要作用，其中LES压力降低、一过性下食管括约肌松弛（TLESR）及裂孔疝是引起GERD的三个重要因素。

LES正常长3～4cm，维持10～30mmHg的静息压，是重要的抗反流屏障。

当 LES 压力 <6mmHg 时，即易出现胃食管反流。即使 LES 压力正常，也不一定就没有胃食管反流。近来的研究表明 TLESR 在 GERD 的发病中有重要作用。TLESR 系指非吞咽情况下 LES 发生自发性松弛，可持续 8~10 秒，长于吞咽时 LES 松弛，并常伴胃食管反流。TLESR 是正常人生理性胃食管反流的主要原因，目前认为 TLESR 是小儿胃食管反流的最主要因素，胃扩张（餐后、胃排空异常、空气吞入）是引发 TLESR 的主要刺激因素。裂孔疝破坏了正常抗反流机制的解剖和生理，使 LES 压力降低并缩短了 LES 长度，削弱了膈肌的作用，并使食管蠕动减弱，故食管裂孔疝是胃食管反流重要的病理生理因素。

2. 食管、胃功能下降

（1）食管：健康人食管借助正常蠕动可有效清除反流入食管的胃内容物。GERD 患者由于食管原发和继发蠕动减弱，无效食管运动发生率高，有如硬皮病样食管，致食管廓清功能障碍，不能有效廓清反流入食管的胃内容物。

（2）胃：胃轻瘫或胃排空功能减弱，胃内容物大量潴留，胃内压增加，导致胃食管反流。

（二）食管黏膜屏障

食管黏膜屏障是食管黏膜上皮抵抗反流物对其损伤的重要结构，包括食管上皮前（黏液层、静水层和黏膜表面 HCO 所构成的物理化学屏障）、上皮（紧密排列的多层鳞状上皮及上皮内所含负离子蛋白和 HCO 可阻挡和中和 H+）及上皮后（黏膜下毛细血管提供 HCO 中和 H+）屏障。当屏障功能受损时，即使是正常反流亦可致食管炎。

（三）胃十二指肠内容物反流

胃食管反流时，含胃酸、胃蛋白酶的胃内容物，甚至十二指肠内容物反流入食管，引起胃灼热、反流、胸痛等症状，甚至导致食管黏膜损伤。难治性 GERD 常伴有严重的胃食管反流。Vaezi 等发现，混合反流可导致较单纯反流更为严重的黏膜损伤，两者可能存在协同作用。

二、病理

反流性食管炎 RE 的病理改变主要有食管鳞状上皮增生，黏膜固有层乳头向表面延伸，浅层毛细血管扩张、充血和（或）出血，上皮层内中性粒细胞和淋巴细胞浸润，严重者可有黏膜糜烂或溃疡形成。慢性病变可有肉芽组织形成、纤维化以及 Barrett 食管改变。

三、临床表现

GERD 的主要临床表现包括以下内容。

（一）食管表现

1. 胃灼热　是指胸骨后的烧灼样感觉，胃灼热是 GERD 最常见的症状。胃灼热的严重程度不一定与病变的轻重程度一致。

2. 反流　反流指胃内容物反流入口中或下咽部的感觉，此症状多在胃灼热、胸痛之前发生。

3. 胸痛　胸痛作为 GERD 的常见症状，日渐受到临床的重视。可酷似心绞痛，对此有时单从临床很难作出鉴别。胸痛的程度与食管炎的轻重程度无平行关系。

4. 吞咽困难　指患者能感觉到食物从口腔到胃的过程发生障碍，吞咽困难可能与咽喉部的发胀感同时存在。引起吞咽困难的原因很多，包括与反流有关的食管痉挛、食管运动功能障碍、食管瘢痕狭窄及食管癌等。

5. 上腹痛　也可以是 GERD 的主要症状。

（二）食管外表现

1. 咽喉部表现　如慢性喉炎、慢性声嘶、发音困难、声带肉芽肿、咽喉痛、流涎过多、癔球症、颈部疼痛、牙周炎等。

2. 肺部表现　如支气管炎、慢性咳嗽、慢性哮喘、吸入性肺炎、支气管扩张、肺脓肿、肺不张、咯血及肺纤维化等。

四、辅助检查

（一）上消化道内镜

对 GERD 患者，内镜检查可确定是否有 RE 及病变的形态、范围与程度；同时可取活体组织进行病理学检查，明确有无 BE、食管腺癌；还可进行有关的治疗。但内镜检查不能观察反流本身，内镜下的食管炎也不一定都由反流引起。

洛杉矶分级是目前国际上最为广泛应用的内镜 RE 分级方案，根据内镜下食管黏膜破损的范围和形状，将 RE 划分为 A ~ D 级（如图 3 − 1 所示）。

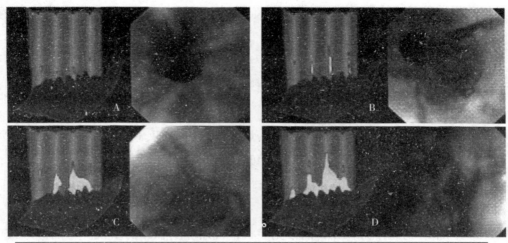

分级	内镜特征
A	一处或几处≤5mm的食管黏膜破损，病变之间无融合
B	一处或几处＞5mm的食管黏膜破损，病变之间无融合
C	一处或几处食管黏膜破损，病变之间相互融合，但未超过食管环周的75%
D	一处或几处食管黏膜破损，病变之间相互融合，至少累及食管环周的75%

附加描述项目：有无食管狭窄、食管溃疡及BE

图 3 − 1　GERD 内镜分级

（二）其他检查

1. 24 小时食管酸碱度 pH 监测　是最好的定量监测胃食管反流的方法，已作为 GERD 诊断的金标准。最常使用的指标是 pH < 4 总时间（%）。该方法有助于判断反流的有无及其和症状的关系，以及疗效不佳的原因。其敏感性与特异性分别为 79% ~ 90% 和 86% ~ 100%。该检查前 3 ~ 5 天停用改变食管压力的药物（胃肠动力剂、抗胆碱能药物、钙通道阻断剂、硝酸盐类药物、肌肉松弛剂等）、抑制胃酸的药物。

近年无绳食管 pH 胶囊的应用使食管 pH 监测更为方便，易于接受，且可行食管多部位（远端、近端及下咽部等）及更长时间（48 ~ 72 小时）的监测。

2. 食管测压　可记录 LES 压力、显示频繁的 TLESR 和评价食管体部的功能。单纯用食管压力来诊断胃食管反流并不十分准确，其敏感性约 58%，特异性约84%。因此，并非所有的GERD患者均需做食管压力测定，仅用于不典型的胸痛患者或内科治疗失败考虑用外科手术抗反流者。

3. 食管阻抗监测 通过监测食管腔内阻抗值的变化来确定是液体或气体反流。目前食管腔内阻抗导管均带有pH监测通道，可根据pH和阻抗变化进一步区分酸反流（pH < 4）、弱酸反流（pH在4~7）以及弱碱反流（pH > 7），用于GERD的诊断，尤其有助于对非酸反流为主的NERD患者的诊断、抗反流手术前和术后的评估、难治性GERD病因的寻找、不典型反流症状的GERD患者的诊断以及确诊功能性胃灼热患者。

4. 食管胆汁反流测定 用胆汁监测仪测定食管内胆红素含量，从而了解有无十二指肠胃食管反流。现有的24小时胆汁监测仪可得到胆汁反流次数、长时间反流次数、最长反流时间和吸收值≥0.14的总时间及其百分比，从而对胃食管反流作出正确的评价。因采用比色法检测，必须限制饮食中的有色物质。

5. 上胃肠道X线钡餐 对观察有无反流及食管炎均有一定的帮助，还有助于排除其他疾病和发现有无解剖异常，如膈疝，有时上胃肠道钡餐检查还可发现内镜检查没有发现的、轻的食管狭窄，但钡餐检查的阳性率不高。

6. 胃－食管放射性核素闪烁显像 此为服用含放射性核素流食后以γ照相机检测放射活性反流的技术。本技术有90%的高敏感性，但特异性低，仅为36%。

7. GERD诊断问卷 让疑似GERD患者回顾过去4周的症状以及症状发作的频率，并将症状由轻到重分为0~5级，评估症状程度，总分超过12分即可诊断为GERD。

8. 质子泵抑制剂（PPI）试验 对疑似GERD的患者，可服用标准剂量PPI，每天2次，用药时间为1~2周。患者服药后3~7天，若症状消失或显著好转，本病诊断可成立。其敏感性和特异性均可达60%以上。但本试验不能鉴别恶性疾病，且可因用PPI而掩盖内镜所见。

9. 超声诊断 超声诊断直观性好，诊断敏感性高，并且对患者的损伤性小。B超诊断GERD标准为至少在2次不同时间内观察到反流物充满食管下段和胃与食管间液体来回移动。

五、诊断

由于 GERD 临床表现多种多样，症状轻重不一，有的患者可能有典型的反流症状，但内镜及胃食管反流检测无异常；而有的患者以其他器官系统的症状为主要表现，给 GERD 的诊断造成一定的困难。因此，GERD 的诊断应结合患者的症状及实验室检查综合判断。

1. RE 的诊断　有胃食管反流的症状，内镜可见累及食管远端的食管炎，排除其他原因所致的食管炎。

2. NERD 的诊断　有胃食管反流的症状，内镜无食管炎改变，但实验室检查有胃食管反流的证据，如：①24 小时食管 pH 监测阳性。②食管阻抗监测、食管胆汁反流测定、静息放射性核素检查或钡餐检查显示胃食管反流。③食管测压示 LES 压力降低或 TLESR，或食管体部蠕动波幅降低。

六、治疗

胃食管反流病的治疗目标为充分缓解症状，治愈食管炎，维持症状缓解和胃镜检查的缓解，治疗或预防并发症。

1. GERD 的非药物治疗　非药物治疗指生活方式的指导，避免一切引起胃食管反流的因素等。如要求患者饮食不宜过饱；忌烟、酒、咖啡、巧克力、酸食和过多脂肪；避免餐后立即平卧。对仰卧位反流，抬高床头 10cm 就可减轻症状。对于立位反流，有时只要患者穿宽松的衣服，避免牵拉、上举或弯腰就可减轻。超重者在减肥后症状会有所改善。某些药物能降低 LES 的压力，导致反流或使其加重，如抗胆碱能药物、钙通道阻断剂、硝酸盐类药物、肌肉松弛剂等，对 GERD 患者尽量避免使用这些药物。

2. GERD 的药物治疗

（1）抑酸药：抑酸药是治疗 GERD 的主要药物，主要包括 PPI 和 H_2 受体拮抗剂，PPI 症状缓解最快，对食管炎的治愈率最高。虽然 H_2RA 疗效低于 PPI，但在一些病情不是很严重的 GERD 患者中，采用 H_2RA 仍是有效的。

（2）促动力药：促动力药可用于经过选择的患者，特别是作为酸抑制治疗的一种辅助药物。对大多数 GERD 患者，目前应用的促动力药不是理想的单一治疗药物。

① 多巴胺受体拮抗剂：此类药物能促进食管、胃的排空，增加 LES 的张力。此类药物包括甲氧氯普胺和多潘立酮，常用剂量为 10mg，每天 3～4 次，睡前和餐前服用。前者如剂量过大或长期服用，可导致锥体外系神经症状，故老年患者慎用；后者长期服用亦可致高催乳素血症，产生乳腺增生、泌乳和闭经等不良反应。

② 非选择性 5 - HT4 受体激动剂：此类药能促进肠肌丛节后神经释放乙酰胆碱而促进食管、胃的蠕动和排空，从而减轻胃食管反流。目前常用的为莫沙必利，常用剂量为 5mg，每天 3～4 次，饭前 15～30 分钟服用。

③ 伊托必利：此类药可通过阻断多巴胺 D2 受体和抑制胆碱酯酶的双重功能，起到加速胃排空、改善胃张力和敏感性、促进胃肠道动力的作用。该药消化道特异性高，对心脏、中枢神经系统、泌乳素分泌的影响小，在 GERD 治疗方面具有长远的优势。常用剂量为 50mg，每天 3～4 次，饭前 15～30 分钟服用。

（3）黏膜保护剂：对控制症状和治疗反流性食管炎有一定疗效。常用的药物有硫糖铝 1g，每天 3～4 次，饭前 1 小时及睡前服用；铝碳酸镁 1g，每天 3～4 次，饭前 1 小时及睡前服用，具有独特的网状结构，既可中和胃酸，又可在酸性环境下结合胆汁酸，对于十二指肠胃食管反流有较好的治疗效果。枸橼酸铋钾盐，480mg/d，分 2～4 次于饭前及睡前服用。

（4）γ - 氨基丁酸（GABA）受体抑制剂：由于 TLESR 是发生胃食管反流的主要机制，因此 TLESR 成为治疗的有效靶点。对动物及人类研究显示，GABA 受体抑制剂巴氯芬可抑制 TLESR，可能是通过抑制脑干反射而起作用的。巴氯芬对 GERD 患者既有短期作用，又有长期作用，可显著减少反流次数和缩短食管酸暴露时间，还可明显改善十二指肠胃食管反流及其相关的反流症状，是目前控制 TLESR 发生率最有前景的药物。

（5）维持治疗：因为 GERD 是一种慢性疾病，持续治疗对控制症状及防止并发症是适当的。

3. GERD 的内镜抗反流治疗　为了避免 GERD 患者长期需要药物治疗及手术治疗风险大的缺点，内镜医师在过去的几年中在内镜治疗 GERD 方面做出了不懈的努力，通过这种方法改善 LES 的屏障功能，发挥其治疗作用。

（1）胃镜下腔内折叠术：该方法是将一种缝合器安装在胃镜前端，于直视下在齿状线下缝合胃壁组织，形成褶皱，增加贲门口附近紧张度、"延长腹内食管长度"及形成皱褶，以阻挡胃肠内容物的反流。包括黏膜折叠方法或全层折叠方法。

（2）食管下端注射法：指内镜直视下环贲门口或食管下括约肌肌层注射无活性低黏度膨胀物质，增加 LES 的功能。

（3）内镜下射频治疗：该方法是将射频治疗针经活检孔道送达齿状线附近，刺入食管下端的肌层进行热烧灼，使肌层"纤维化"，增加食管下端张力。

内镜治疗 GERD 的安全性及可能性已经被多家中心研究所证明，且显示大部分患者可终止药物治疗，但目前仍缺乏严格的大样本多中心对照研究。

4. GERD 的外科手术治疗　对 GERD 患者行外科手术治疗时，必须掌握严格的适应证，主要包括：① 需长期用药维持，且用药后症状仍然严重者。② 出现严重并发症，如出血、穿孔、狭窄等，经药物或内镜治疗无效者。③ 伴有严重的食管外并发症，如反复并发肺炎、反复发作的难以控制的哮喘、咽喉炎，经药物或内镜治疗无效者。④ 疑有恶变倾向的 BE。⑤ 严重的胃食管反流而不愿终生服药者。⑥ 仅对大剂量质子泵抑制剂起效的年轻患者，如有严重并发症（出血、狭窄、BE）。

临床应用过的抗反流手术方法较多。目前治疗 GERD 的手术常用 Nissen 胃底折叠术、Belsey 胃底部分折叠术。各种抗反流手术治疗的效果均应通过食管 24 小时的 pH 测定、内镜及临床表现进行综合评价。

近十几年来，腹腔镜抗反流手术得到了长足的发展。腹腔镜胃底折叠术是治疗 GERD 疗效确切的方法，是治疗 GERD 的主要选择之一，尤其对于年轻、药物治疗效果不佳、伴有裂孔疝的患者。与常规开放手术相比较，腹腔镜手术具有创伤小、术后疼痛轻和患者恢复快的优点，特别适用于年老体弱、心肺不佳的患者。但最近的研究显示，术后并发症高达 30%，包括吞咽困难、不能打嗝、腹泻及肛门排气等。约 62% 的患者在接受抗反流手术 10 年后仍需服用 PPI 治疗。因此，内科医师在建议 GERD 患者行腹腔镜胃底折叠术前应注意这些并发症，严格选择患者。

5. 并发症的治疗

（1）食管狭窄的治疗：早期给予有效的药物治疗是预防 GERD 患者食管狭窄的重要手段。内镜扩张疗法是治疗食管狭窄所致吞咽困难的有效方法。扩张疗法所需食管扩张器有各型探条、气囊、水囊及汞橡胶扩张器等。常将食管直径扩张至 14mm 或 44F。患者行有效的扩张食管治疗后，应用 PPI 或 H_2RA 维持治疗，避免食管再次狭窄。手术是治疗食管狭窄的有效手段。常在抗反流术前或术中同时使用食管扩张疗法。

（2）BE 的治疗

① 药物治疗：长期 PPI 治疗不能缩短 BE 的病变长度，但可促进部分患者鳞状上皮再生，降低食管腺癌发生率。选择性 COX－2 抑制剂有助于减少患食管癌，尤其是腺癌的风险。

② 内镜治疗：目前常采用的内镜治疗方法有各种方式的内镜消融治疗和内镜下黏膜切除术等。适应证为伴有异型增生和黏膜内癌的 BE 患者，超声内镜检查有助于了解病变的深度，有助于治疗方式的选择。

③ 手术治疗：对已证实有癌变的 BE 患者，原则上应手术治疗。手术方法同食管癌切除术，胃肠道重建多用残胃或结肠，少数用空肠。

④ 抗反流手术：包括外科手术和内镜下抗反流手术。虽然能在一定程度上改善 BE 患者的反流症状，但不能影响其自然病程，远期疗效有待证实。

七、护理评估

（一）健康史

询问患者症状出现的时间、频率和严重程度；了解患者饮食习惯如有无进食高脂食物、含咖啡因饮料等；有无烟酒嗜好；有无肥胖及其他疾病，是否服用对下食管括约肌压力有影响的药物等。

（二）身体状况

胃食管反流病的临床表现多样，轻重不一。

1. 反流症状　反酸、反食、嗳气等。常于餐后特别是饱餐后、平卧时发生，有酸性液体或食物从胃及食管反流到口咽部。反酸常伴胃灼热，是胃食管反流病最常见的症状。

2. 反流物刺激食管引起的症状 胃灼热、胸痛、吞咽痛等。胃灼热是一种胸骨后发热、烧灼样不适，常于餐后（尤其是饱食或脂肪餐）1 小时出现，躯体前屈或用力屏气时加重，站立或坐位时或服用抗酸药物后可缓解。一般认为是由于酸性反流物刺激食管上皮下的感觉神经末梢所致。反流物也可刺激机械感受器引起食管痉挛性疼痛，严重者可放射到颈部、后背、胸部，有时酷似心绞痛症状。部分患者可有吞咽痛和吞咽困难，常为间歇性发作，系食管动力异常所致，晚期可呈持续性进行性加重，常提示食管狭窄。

3. 食管以外刺激的临床表现 如咽部异物感、咳嗽、咽喉痛、声音嘶哑等。部分患者以咳嗽、哮喘为主要症状，系因反流物吸入呼吸道，刺激支气管黏膜引起炎症和痉挛；或因反流物刺激食管黏膜感受器，通过迷走神经反射性引起支气管痉挛所致。

4. 并发症

（1）上消化道出血：由于食管黏膜炎症、糜烂和溃疡所致，多表现为黑便，呕血较少。

（2）食管狭窄：重度反流性食管炎可因食管黏膜糜烂、溃疡，使纤维组织增生，瘢痕形成致食管狭窄，患者表现为渐进性吞咽困难，尤以进食固体食物时明显。

（3）Barrett 食管：食管黏膜因受反流物的慢性刺激，食管与胃交界处的齿状线 2cm 以上的鳞状上皮被化生的柱状上皮替代，称为 Barrett 食管，是食管腺癌的主要癌前病变。

（三）心理 – 社会状况

重点评估患者的心理状况、工作及生活中的压力及其对生理心理状况的影响。如有无严重的焦虑或抑郁，对疾病知识的了解程度等。精神紧张、情绪变化和抑郁等均可影响食管动力和感觉功能，并影响患者对症状和疾病行为的感知能力，从而表现出焦虑、抑郁和躯体化精神症状。

八、 护理措施

（一）指导患者改变不良生活方式和饮食习惯

1. 卧位时将床头抬高 10～20cm，避免餐后平卧和睡前 2 小时进食。

2. 少食多餐，避免过饱；食物以高蛋白、高纤维、低脂肪、易消化为主，应细嚼慢咽；避免进食可使下食管括约肌压降低的食物，如高脂肪、巧克力、咖啡、浓茶等；戒烟酒。

3. 避免剧烈运动以及使腹压升高的因素，如肥胖、紧身衣、束腰带等。

4. 避免使用使下食管括约肌压降低的药物，如 β 肾上腺素能激动剂、α 肾上腺素能受体阻断剂、抗胆碱能制剂、钙离子通道阻滞剂、茶碱等。

（二）用药指导

抑制胃酸是胃食管反流病治疗的主要手段，根据医嘱给患者进行药物治疗，注意观察疗效及不良反应。常用药物如下所述：

1. 抑制胃酸药物　质子泵抑制剂可有效抑制胃酸分泌，最快速地缓解症状。一天一次应用PPI的患者应该在早餐前服用，而睡前服用PPI可更好地控制夜间酸分泌，通常疗程在 8 周以上，部分患者需要长期服药。也可选用 H_2 受体阻断剂，如西咪替丁、雷尼替丁、法莫替丁等，疗程 8 ~ 12 周。适用于轻、中症患者。

2. 促动力药物　可增加下食管括约肌压力，改善食管蠕动功能，促进胃排空，减少胃食管反流，改善患者症状，可作为抑酸剂的辅助用药。常用药物有甲氧氯普胺或多潘立酮，餐前半小时服用，服药期间注意观察有无腹泻、便秘、腹痛、恶心等不良反应。

3. 黏膜保护剂　可以在食管黏膜表面形成保护性屏障，吸附胆盐和胆汁酸，阻止胃酸、胃蛋白酶的侵蚀，防止其对食管黏膜的进一步损伤。常用药物包括硫糖铝、铋剂、铝碳酸镁等。硫糖铝片需嚼碎后成糊状，餐前半小时用少量温开水冲服，但长期使用可抑制磷的吸收而致骨质疏松。

（三）心理护理

关心体贴患者，告知疾病与治疗有关知识，消除患者的紧张情绪，避免一些加重本病的刺激因素，使患者主动配合治疗，保持情绪稳定。

第二节　急性胃炎

急性胃炎指由各种原因引起的急性胃黏膜炎症，其病变可以仅局限于胃底、胃体、胃窦的任何一部分，病变深度大多局限于黏膜层，严重时则可累及黏膜下层、肌层，甚至达浆膜层。临床表现多种多样，可以有上腹痛、恶心、呕吐、上腹不适、呕血、黑粪，也可无症状，而仅有胃镜下表现。急性胃炎的病因虽然多样，但各种类型在临床表现、病变的发展规律和临床诊治等方面有一些共性。大多数患者通过及时诊治能很快痊愈，但也有部分患者其病变可以长期存在并转化为慢性胃炎。

一、护理评估

（一）健康史

评估患者既往有无胃病史，有无服用对胃有刺激的药物，如阿司匹林、保泰松、洋地黄、铁剂等，评估患者的饮食情况及睡眠。

（二）身体状况

1. 腹痛的评估　患者主要表现为上腹痛、饱胀不适。多数患者无症状，或症状被原发疾病所掩盖。

2. 恶心、呕吐的评估　患者可有恶心、呕吐、食欲不振等症状，注意观察患者呕吐的次数及呕吐物的性质、量的情况。

3. 腹泻的评估　食用沙门菌、嗜盐菌或葡萄球菌毒素污染食物引起的胃炎患者常伴有腹泻。评估患者的大便次数、颜色、性状及量的情况。

4. 呕血和（或）黑粪的评估　在所有上消化道出血的病例中，急性糜烂出血性胃炎所致的消化道出血占10%~30%，仅次于消化性溃疡。

（三）辅助检查

1. 病理　主要表现为中性粒细胞浸润。

2. 胃镜检查　可见胃黏膜充血、水肿、糜烂、出血及炎性渗出。

3. 实验室检查　血常规检查：糜烂性胃炎可有红细胞、血红蛋白减少；大便常规检查：大便潜血阳性；血电解质检查：剧烈腹泻患者可有水、电解质紊乱。

（四）心理－社会状况

1. 生活方式　评估患者生活是否规律，包括学习或工作、活动、休息与睡眠的规律性，有无烟酒嗜好等。评估患者是否能得到亲人及朋友的关爱。

2. 饮食习惯　评估患者是否进食过冷、过热、过于粗糙的食物；是否食用刺激性食物，如辛辣、过酸或过甜的食物，以及浓茶、浓咖啡、烈酒等；是否注意饮食卫生。

3. 焦虑或恐惧　因出现呕血、黑粪或症状反复发作而产生紧张、焦虑、恐惧心理。

4. 认知程度　是否了解急性胃炎的病因及诱发因素，以及如何防护。

（五）腹部体征评估

上腹部压痛是常见体征，有时上腹胀气明显。

二、主要护理诊断／问题

1. 腹痛　由于胃黏膜的炎性病变所致。

2. 营养失调：低于机体需要量　由于胃黏膜的炎性病变所致的食物摄入、吸收障碍所致。

3. 焦虑　由于呕血、黑粪及病情反复所致。

三、护理目标

1. 患者腹痛症状减轻或消失。

2. 患者住院期间保证机体需热量，维持水电解质及酸碱平衡。

3. 患者焦虑程度减轻或消失。

四、护理措施

（一）一般护理

1. 休息　患者应注意休息，减少活动，对急性应激造成者应卧床休息，同时应做好患者的心理疏导。

2. 饮食　一般可给予无渣、半流质的温热饮食。如少量出血可给予牛奶、米汤等以中和胃酸，有利于黏膜的修复。剧烈呕吐、呕血的患者应禁食，可静脉补充营养。

3. 环境　为患者创造整洁、舒适、安静的环境，定时开窗通风，保证空气新鲜及温湿度适宜，使其心情舒畅。

（二）心理护理

1. 解释症状出现的原因　患者因出现呕血、黑粪或症状反复发作而产生紧张、焦虑、恐惧心理。护理人员应向其耐心说明出血原因，并给予解释和安慰。应告知患者，通过有效治疗，出血会很快停止；并通过自我护理和保健，可减少本病的复发次数。

2. 心理疏导　耐心解答患者及家属提出的问题，向患者解释精神紧张不利于呕吐的缓解，特别是有的呕吐与精神因素有关，紧张、焦虑还会影响食欲和消化能力，而树立信心及情绪稳定则有利于症状的缓解。

3. 应用放松技术　利用深呼吸、转移注意力等放松技术，减少呕吐的发生。

（三）治疗配合

1. 患者腹痛的时候　遵医嘱给予局部热敷、按摩、针灸，或给予止痛药物等缓解腹痛症状，同时应安慰、陪伴患者以使其精神放松，消除紧张恐惧心理，保持情绪稳定，从而增强患者对疼痛的耐受性。非药物止痛方法还可以用分散注意力法，如数数、谈话、深呼吸等；行为疗法，如放松技术、冥想、音乐疗法等。

2. 患者恶心、呕吐、上腹不适　评估症状是否与精神因素有关，关心和帮助患者消除紧张情绪。观察患者呕吐的次数及呕吐物的性质和量的情况。一般呕吐物为消化液和食物时有酸臭味。混有大量胆汁时呈绿色，混有血液呈鲜红色或棕色残渣。及时为患者清理呕吐物、更换衣物，协助患者采取舒适体位。

3. 患者呕血、黑粪　排除鼻腔出血及进食大量动物血、铁剂等所致呕吐物呈咖啡色或黑粪。观察患者呕血与黑粪的颜色性状和量的情况，必要时遵医嘱给予输血、补液、补充血容量治疗。

（四）用药护理

1. 向患者讲解药物的作用、不良反应、服用时的注意事项，如抑制胃酸的药物多于饭前服用；抗生素类多于饭后服用，并询问患者有无过敏史，严密观察用药后的反应；应用止泻药时应注意观察排便情况，观察大便的颜色、性状、次数及量，腹泻控制时应及时停药；保护胃黏膜的药物大多数是餐前服用，个别药例外；应用解痉止痛药如654－2（山莨菪碱）或阿托品时，会出现口干等不良反应，并且青光眼及前列腺肥大者禁用。

2. 保证患者每日的液体入量，根据患者情况和药物性质调节滴注速度，合理安排所用药物的前后顺序。

（五）健康指导

1. 应向患者及家属讲明病因，如是药物引起，应告诫今后禁止用此药；如疾病需要必须用该药，必须遵医嘱配合服用制酸剂以及胃黏膜保护剂。

2. 嗜酒者应劝告戒酒。

3. 嘱患者进食要有规律，避免食生、冷、硬及刺激性食物和饮料。

4. 让患者及家属了解本病为急性病，应及时治疗及预防复发，防止发展为慢性胃炎。

5. 应遵医嘱按时用药，如有不适，及时来院就医。

第三节　慢性胃炎

慢性胃炎系指不同病因引起的慢性胃黏膜炎性病变，其发病率在各种胃病中居位首。随着年龄增长而逐渐增高，男性稍多于女性。

一、护理评估

（一）健康史

评估患者既往有无其他疾病，是否长期服用 NSAIDs 类消炎药如阿司匹林、吲哚美辛等，有无烟酒嗜好及饮食、睡眠情况。

（二）身体状况

1. 腹痛的评估　评估腹痛发生的原因或诱因，疼痛的部位、性质和程度；与进食、活动、体位等因素的关系，有无伴随症状。慢性胃炎进展缓慢，多无明显症状。部分患者可有上腹部隐痛与饱胀的表现。腹痛无明显节律性，通常进食后较重，空腹时较轻。

2. 恶心、呕吐的评估　评估恶心、呕吐发生的时间、频率、原因或诱因，与进食的关系；呕吐的特点及呕吐物的性质、量；有无伴随症状，是否与精神因素有关。慢性胃炎的患者进食硬、冷、辛辣或其他刺激性食物时可引发恶心、反酸、嗳气、上腹不适、食欲不振等症状。

3. 贫血的评估　慢性胃炎并发胃黏膜糜烂者可出现少量或大量上消化道出血，表现以黑粪为主，持续 3～4 天停止。长期少量出血可引发缺铁性贫血，患者可出现头晕、乏力及消瘦等症状。

（三）辅助检查

1. 胃镜及黏膜活组织检查　这是最可靠的诊断方法，可直接观察黏膜病损。慢性萎缩性胃炎可见黏膜呈颗粒状、黏膜血管显露、色泽灰暗、皱襞细小；慢性浅表性胃炎可见红斑、黏膜粗糙不平、出血点（斑）。两种胃炎皆可见伴有糜烂、胆汁反流。活组织检查可进行病理诊断，同时可检测幽门螺杆菌。

2. 胃酸的测定　慢性浅表性胃炎胃酸分泌可正常或轻度降低，而萎缩性胃炎胃酸明显降低，其分泌胃酸功能随胃腺体的萎缩、肠腺化生程度的加重而降低。

3. 血清学检查　慢性胃体炎患者血清抗壁细胞抗体和内因子抗体呈阳性，血清胃泌素明显升高；慢性胃窦炎患者血清抗壁细胞抗体多呈阴性，血清胃泌素下降或正常。

4. 幽门螺杆菌检测　通过侵入性和非侵入性方法检测幽门螺杆菌。慢性胃炎患者胃黏膜中幽门螺杆菌阳性率的高低与胃炎活动与否有关，且不同部位的胃黏膜，其幽门螺杆菌的检测率亦不相同。幽门螺杆菌的检测对慢性胃炎患者的临床治疗有指导意义。

（四）心理－社会状况

1. 生活方式　评估患者生活是否有规律；生活或工作负担及承受能力；有

无过度紧张、焦虑等负性情绪；睡眠的质量等。

2. 饮食习惯　评估患者平时饮食习惯及食欲，进食时间是否规律；有无特殊的食物喜好或禁忌，有无食物过敏，有无烟酒嗜好。

3. 心理社会状况　评估患者的性格及精神状态；患病对患者日常生活、工作的影响。患者有无焦虑、抑郁、悲观等负性情绪及其程度。评估患者的家庭成员组成，家庭经济、文化、教育背景，对患者的关怀和支持程度；医疗费用来源或支付方式。

4. 认知程度　评估患者对慢性胃炎的病因、诱因及如何预防的了解程度。

（五）腹部体征的评估

慢性胃炎的体征多不明显，少数患者可出现上腹轻压痛。

二、主要护理诊断／问题

1. 疼痛　由于胃黏膜炎性病变所致。

2. 营养失调　低于机体需要量　由于厌食、消化吸收不良所致。

3. 焦虑　由于病情反复、病程迁延所致。

4. 活动无耐力　由于慢性胃炎引起贫血所致。

5. 知识缺乏　缺乏对慢性胃炎病因和预防知识的了解。

三、护理目标

1. 患者疼痛减轻或消失。

2. 患者住院期间能保证机体所需的热量、水分、电解质的摄入。

3. 患者焦虑程度减轻或消失。

4. 患者活动耐力恢复或有所改善。

5. 患者能自述疾病的诱因及预防保健知识。

四、护理措施

（一）一般护理

1. 休息　指导患者急性发作时应卧床休息，并可用转移注意力、做深呼吸等方法来减轻。

2. 活动　病情缓解时，进行适当的锻炼，以增强机体抵抗力。叮嘱患者生活要有规律，避免过度劳累，注意劳逸结合。

3. 饮食　急性发作时可予少渣半流食，恢复期患者指导其食用富含营养、易消化的食物，避免食用辛辣、生冷等刺激性食物及浓茶、咖啡等饮料。嗜酒患者嘱其戒酒。指导患者加强饮食卫生并养成良好的饮食习惯，定时进餐、少量多餐、细嚼慢咽。如胃酸缺乏者可酌情食用酸性食物如山楂、食醋等。

4. 环境　为患者创造良好的休息环境，定时开窗通风，保证病室的温湿度适宜。

（二）心理护理

1. 减轻焦虑　提供安全舒适的环境，减少患者的不良刺激。避免患者与其他有焦虑情绪的患者或亲属接触。指导其通过散步、听音乐等方式转移注意力。

2. 心理疏导　首先帮助患者分析这次产生焦虑的原因，了解患者内心的期待和要求；然后共同商讨这些要求是否能够实现，以及错误的应对机制所产生的后果。指导患者采取正确的应对机制。

3. 树立信心　向患者讲解疾病的病因及防治知识，指导患者如何保持合理的生活方式，并去除不利于治疗的因素。并可以请有过类似疾病的患者讲解采取正确应对机制所取得的良好效果。

（三）治疗配合

1. 腹痛　评估患者疼痛的部位、性质及程度。叮嘱患者卧床休息，协助患者采取有利于减轻疼痛的体位。可利用局部热敷、针灸等方法来缓解疼痛。必要时遵医嘱给予药物止痛。

2. 活动无耐力　协助患者进行日常生活活动。指导患者体位改变时动作要慢，以免发生直立性低血压。根据患者病情与患者共同制订每日的活动计划，指导患者逐渐增加活动量。

3. 恶心、呕吐　协助患者采取正确的体位，头偏向一侧，防止误吸。安慰患者，消除患者紧张、焦虑的情绪。呕吐后及时为患者清理，更换床单并协助患者采取舒适体位。观察呕吐物的性质、量及呕吐次数。必要时遵医嘱给予患者止吐药物治疗。

附：呕吐物性质及特点分析

1. 呕吐不伴恶心　呕吐突然发生，无恶心、干呕的先兆，伴明显头痛，且呕吐于头痛剧烈时出现，常见于神经血管头痛、脑震荡、脑溢血、脑炎、脑膜炎及脑肿瘤等。

2. 呕吐伴恶心　多见于胃源性呕吐，例如胃炎、胃溃疡、胃穿孔、胃癌等，呕吐多与进食、饮酒、服用药物有关，吐后常感轻松。

3. 清晨呕吐　多见于妊娠呕吐和酒精性胃炎的呕吐。

4. 食后即恶心、呕吐　如果食物尚未到达胃内就发生呕吐，多为食管的疾病，如食管癌、食管贲门失弛缓症。食后即有恶心、呕吐伴腹痛、腹胀者常见于急性胃肠炎、阿米巴痢疾。

5. 呕吐发生于饭后 2～3 小时　可见于胃炎、胃溃疡和胃癌。

6. 呕吐发生于饭后 4～6 小时　可见于十二指肠溃疡。

7. 呕吐发生在夜间　呕吐发生在夜间，且量多有发酵味者，常见于幽门梗阻、胃及十二指肠溃疡、胃癌。

8. 大量呕吐　呕吐物如为大量，提示有幽门梗阻、胃潴留或十二指肠淤滞。

9. 少量呕吐　呕吐常不费力，每口吐出量不多，恶心，进食后可立即发生，吐完后可再进食，多见于神经官能性呕吐。

10. 呕吐物性质辨别

（1）呕吐物酸臭：呕吐物酸臭或呕吐隔日食物见于幽门梗阻、急性胃炎。

（2）呕吐物中有血：应考虑消化性溃疡、胃癌。

（3）呕吐黄绿苦水：应考虑十二指肠梗阻。

（4）呕吐物带粪便：见于肠梗阻晚期，带有粪臭味见于小肠梗阻。

（四）用药护理

1. 向患者讲解药物的作用、不良反应及用药的注意事项，观察患者用药后的反应。

2. 根据患者的情况进行指导，避免使用对胃黏膜有刺激的药物，必须使用时应同时服用抑酸剂或胃黏膜保护剂。

3. 有幽门螺杆菌感染的患者，应向其讲解清除幽门螺杆菌的重要性，嘱其连续服药两周，停药 4 周后再复查。

4. 静脉给药患者，应根据患者的病情、年龄等情况调节滴注速度，保证入量。

（五）健康指导

1. 向患者及家属介绍本病的有关病因，指导患者避免诱发因素。

2. 教育患者保持良好的心理状态，平时生活要有规律，合理安排工作和休息时间，注意劳逸结合，积极配合治疗。

3. 强调饮食调理对防止疾病复发的重要性，指导患者加强饮食卫生和饮食营养，养成有规律的饮食习惯。

4. 避免刺激性食物及饮料，嗜酒患者应戒酒。

5. 向患者介绍所用药物的名称、作用、不良反应，以及服用的方法剂量和疗程。

6. 嘱患者定期按时服药，如有不适及时就诊。

第四章　内分泌科疾病的护理

第一节　糖尿病

一、概述

糖尿病是一组由遗传和环境因素相互作用而引起的临床综合征。由于胰岛素相对或绝对不足及靶组织细胞对胰岛素敏感性降低而引起糖、蛋白质、脂肪、水和电解质代谢的紊乱。以葡萄糖耐量减低、血糖增高和糖尿为特征，临床表现有多饮、多尿、多食、疲乏及消瘦等，并可并发心血管、肾、视网膜及神经的慢性病变，病情严重或应激时可发生急性代谢紊乱。

据世界卫生组织（WHO）估计，全球目前有超过 5.29 亿糖尿病患者，到 2025 年预计将达到 5.29 亿人。西方发达国家糖尿病患病率为 5%。我国糖尿病调查于 1979—1980 年调查成人糖尿病患病率为 1%，1994—1995 年调查成人糖尿病患病率为 2.5%，1995—1996 年调查成人糖尿病患病率为 3.21%。随着经济发展和生活方式改变，糖尿病患病率正在逐渐上升。本病多见于中老年，患病率随年龄而增长，自 45 岁后明显上升，至 60 岁达高峰，年龄在 40 岁以上者患病率高达 40‰，年龄在 40 岁以下者患病率低于 2‰，男女患病率无明显差别。国内各地区患病率相差悬殊，以宁夏最高（10.94‰），北京次之，贵州最低（1.15‰）。职业方面，干部、知识分子、退休工人、家庭妇女较高，农民最低，脑力劳动者高于体力劳动者，城市高于农村。体重超重者（身体体重指数 BMI≥24）患病率是体重正常者的 3 倍。我国糖尿病绝大多数属 2 型糖尿病（非胰岛素依赖型糖尿病）。

（一）胰腺的分泌功能

胰腺横卧于 L1～2 腰椎前方，前面被后腹膜所覆盖，固定于腹后壁，它既是外分泌腺，也是内分泌腺。胰腺的外分泌功能是由腺泡细胞和导管壁细胞来完成的，这些细胞分泌出能消化蛋白质、糖类和脂肪的消化酶；内分泌来源于胰岛，胰岛是大小不一、形态不定的细胞集团，散布在腺泡之间，在胰体、尾部较多。胰岛有多种细胞，其中以β细胞较多，产生胰岛素，有助于蛋白质、糖类和脂肪的代谢；α细胞产生胰高血糖素，通过促进肝糖分解成葡萄糖来升高血糖。

（二）影响糖代谢的激素

影响糖代谢作用的激素包括胰岛素、胰高血糖素、促肾上腺皮质激素（ACTH）、皮质激素、肾上腺素及甲状腺激素。

1. 胰岛素和胰高血糖素 胰岛素和胰高血糖素是控制糖代谢的两种主要激素，均属小分子蛋白质。胰岛素是体内降血糖的唯一激素，并有助于调节脂肪和蛋白质的新陈代谢。

（1）刺激葡萄糖主动运输进入肌肉及脂肪组织细胞内，为能穿过细胞膜，葡萄糖必须与胰岛素结合，而且必须与细胞上的受体连接在一起。有些糖尿病患者虽然有足够的胰岛素，但是受体减少，因此减少了胰岛素送入细胞的量。其他的人则是胰岛素分泌不足，当胰岛素分泌不足时，葡萄糖就留在细胞外，使血糖浓度升高，超过正常值。

（2）调节细胞将糖类转变成能量的速率。

（3）促进葡萄糖转变成肝糖原贮存起来，并抑制肝糖原转变成葡萄糖。

（4）促进脂肪酸转变成脂肪，形成脂肪组织贮存起来，且能抑制脂肪的破坏、脂肪的利用及脂肪转换成酮体。

（5）刺激组织内的蛋白质合成作用，且能抑制蛋白质转变成氨基酸。

总之，正常的胰岛素可主动地促进以上过程，以降低血糖，抑制血糖升高。

胰岛β细胞分泌胰岛素的速率是由血中葡萄糖的量来调节的，当血糖升高时，胰岛细胞就分泌胰岛素进入血中，从而使葡萄糖进入细胞内，并将葡萄糖转变成肝糖原；当血糖降低时，胰岛分泌胰岛素的速率降低；当食物消化吸收后，胰岛细胞再分泌胰岛素。

当胰岛素分泌不足时，血糖浓度便高于正常值；当胰岛素过量时，如体外补充胰岛素过量时，血糖过低会发生胰岛素诱发的低血糖反应（胰岛素休克）。

胰高血糖素的作用与胰岛素相反，当血糖降低时，刺激胰高糖素分泌，胰高血糖素通过促进肝糖原转化为葡萄糖的方式来升高血糖。糖尿病患者常常同时有胰岛素与胰高血糖素分泌异常的情况，单独影响胰岛 α 细胞的疾病（胰高血糖素的分泌过量或不足）罕见。下面通过进餐后血糖的变化，来说明胰岛素与胰高血糖素相反而互补的作用。

如当一个人早上 7：00 用早餐，血糖开始升高，胰岛素约在 7：15 开始分泌，大约在上午 9：30 血糖升到最高值，稍后胰岛素的分泌将减少，到了上午 11：00，因为胰岛素促进葡萄糖进入到细胞内，因此机体会利用这些葡萄糖作为两餐间的能量来源。胰岛素与胰高血糖素的合成及释放依赖以下三种要素：

（1）健全的胰脏：具有正常功能的 α 细胞及 β 细胞。

（2）含有充分蛋白质饮食：胰岛素和胰高血糖素都是蛋白质物质。

（3）正常的血钾浓度：低血钾会使胰岛素分泌减少，当胰岛素或胰高血糖素分泌不足时，患者可由胃肠以外的途径补充。因为胃肠中的蛋白溶解酶可使它们失去活性，注射胰高血糖素可逆转因注射过量胰岛素导致的低血糖。

2. 其他激素的作用

（1）肾上腺皮质所分泌的糖皮质激素刺激蛋白质转换成葡萄糖，使血糖升高。在身体处于应激情况下，或血糖非常低时，这些激素便可分泌。

（2）肾上腺素在人体处于应激时，可将肝糖原转换成葡萄糖而使血糖升高。

（3）甲状腺素和生长激素也可使血糖升高。

（三）糖尿病分型

目前国际上通用 WHO 糖尿病专家委员会提出的病因学分型标准（1999）。此标准将糖尿病分成四大类型，包括 1 型糖尿病（胰岛素依赖性糖尿病）、2 型糖尿病（非胰岛素依赖性糖尿病）、其他特殊类型糖尿病和妊娠期糖尿病。

二、病因与发病机制

糖尿病的病因和发病机制目前尚未完全阐明，不同类型的糖尿病其病因也不相同。

（一）1 型糖尿病

1. 遗传易感性　糖尿病病因中遗传因素可以肯定，1 型糖尿病患者的父母患病率为 11%，三代直系亲属中遗传 6%，这主要是因为基因异常所致人类白细胞组织相容抗原（HLA）与自身免疫相关的这些抗原是糖蛋白，分布在全身细胞（红细胞和精子除外）的细胞膜上。研究发现，携带 HLA – DR3 和/或 HLA – DR4 的白种人和携带 HLA – DR3、HLA – DR9 的中国人易患糖尿病。

2. 病毒感染　1 型糖尿病与病毒感染有明显关系。已发现的病毒有柯萨奇 B 病毒、腮腺炎病毒、风疹病毒、巨细胞病毒。病毒感染可直接损伤胰岛组织引起糖尿病，也可能损伤胰岛组织后，诱发自身免疫反应，进一步损伤胰岛组织引起糖尿病。

3. 自身免疫　目前发现 90% 新发生的 1 型糖尿病患者，其循环血中有多种胰岛细胞自身抗体。此外，细胞免疫在发病中也起重要作用。临床观察 1 型患者常伴有其他自身免疫病，如 Graves 病、桥本病、重症肌无力等。

总之，HIA – D 基因决定了 1 型糖尿病的遗传易感性，易感个体在环境因素的作用下，通过直接或间接的自身免疫反应，引起胰岛 β 细胞破坏，体内可检测出各种胰岛细胞抗体，胰岛 β 细胞数目开始减少，但仍能维持糖耐量正常。当胰岛 β 细胞持续损伤达一定程度（通常只残存 10% β 细胞），胰岛素分泌不足，糖耐量降低或出现临床糖尿病，需用胰岛素治疗，最后胰岛 β 细胞完全消失，需依赖胰岛素维持生命。

（二）2 型糖尿病

2 型糖尿病与遗传和环境因素的关系更为密切，其遗传方式与 1 型糖尿病患者不同，不存在特殊的 HLA 单型的优势。中国人与 2 型糖尿病关联的基因有 4 个，即胰岛素受体基因载脂蛋白 A1 和 B 基因、葡萄糖激酶基因。不同的糖尿病患者可能与不同的基因缺陷有关，此为 2 型糖尿病的遗传异质性特点。2 型糖尿病有明显的家族史，其父母糖尿病患病率达 85%，单卵双生子中，两人同患糖尿病的比例达 90% 以上。环境因素中，肥胖是 2 型糖尿病发病的重要诱因，肥胖者因外周靶组织细胞膜胰岛素受体数目减少，亲和力降低，周围组织对胰岛素敏感性降低，即胰岛素抵抗，胰岛 β 细胞长期超负荷，其分泌功能将逐渐下降一旦胰岛 β 细胞分泌的胰岛素不足以代偿胰岛素抵抗，即可发生糖尿病。

此外，感染、应激、缺乏体力活动、多次分娩均可能是 2 型糖尿病的诱因。胰高血糖素、肾上腺素等胰岛素拮抗激素分泌过多，对糖尿病代谢紊乱的发生也有重要作用。2 型糖尿病早期存在胰岛素抵抗而胰岛 β 细胞代偿性分泌胰岛素增多时，血糖可维持正常；当 β 细胞功能出现缺陷而对胰岛素抵抗不能代偿时，可进展为葡萄糖调节受损和糖尿病。

三、病理

1 型患者胰腺的病理改变明显，β 细胞数量减少，仅为正常的 10% 左右，50% ~ 70% 可出现胰岛 β 细胞周围淋巴细胞和单核细胞浸润，另外还有胰岛萎缩和 β 细胞变形。2 型的主要病理改变有胰岛玻璃样变，胰腺纤维化，β 细胞空泡变性和脂肪变性。

糖尿病患者的大、中血管病变主要是动脉粥样硬化，微血管的基本病变为毛细血管基底膜增厚。神经病变的患者有末梢神经纤维轴突变性，继以节段性或弥漫性脱髓鞘改变，病变可累及神经根、椎旁交感神经节和颅神经。糖尿病控制不良时，常见的病理改变为肝脏脂肪沉积和变性。

由于胰岛素生物活性作用绝对或相对不足而引起糖、脂肪和蛋白质代谢的紊乱，葡萄糖在肝、肌肉和脂肪组织的利用减少，肝糖输出增多，因而发生高血糖。升高的血糖使细胞内液进入血液，从而导致细胞内液不足，当血糖浓度升高超过 10mmol/L 时，便超过肾糖阈，葡萄糖进入尿中，而引起糖尿。尿中葡萄糖的高渗透作用，阻止肾小管对水分的再吸收，引起细胞外液不足。脂肪代谢方面，因胰岛素不足，脂肪组织摄取葡萄糖及血浆清除甘油减少，脂肪合成减少，脂蛋白酶活性低下，使血浆游离脂肪酸和三酰甘油浓度升高。在胰岛素极度缺乏时，储存脂肪动员和分解加速，可使血游离脂肪酸浓度更高。脂肪代谢障碍，可产生大量酮体（包括乙酰乙酸、β 羟丁酸、丙酮酸）。当酮体生成超过组织利用和排泄能力时，大量酮体堆积形成酮症或进一步发展为酮症酸中毒。蛋白质代谢方面，肝、肌肉等组织摄取氨基酸减少，蛋白质合成减少，分解代谢加速，而出现负氮平衡。血浆中生糖氨基酸浓度降低，同时血中生酮氨基酸水平增高，导致肌肉摄取氨基酸合成蛋白质的能力下降，患者表现为消瘦、乏力，组织修复能力和抵抗力降低，儿童生长发育障碍、延迟。1 型患者和 2

型患者在物质代谢紊乱方面是相同的，但 2 型患者一般症状较轻，不少患者可在相当长的时期内无代谢紊乱，有的患者基础胰岛素分泌正常，有的患者进食后胰岛素分泌高峰延迟。

四、护理评估

（一）健康史

评估患者家族中糖尿病的患病情况，详细询问患者的生活方式、饮食习惯、食量、妊娠次数、新生儿出生体重、身高等。

（二）身体评估

1. 代谢紊乱症状群　本病典型症状是"三多一少"，即多饮、多尿、多食及体重减轻，此外还有糖尿病并发症的症状。

（1）多尿：由于血糖升高，大量葡萄糖从肾脏排出，引起尿渗透压增高，阻碍水分在肾小管被重吸收，大量水分伴随葡萄糖排出，形成多尿，患者的排尿次数和尿量明显增多，每日排尿量 2 ~ 10L。血糖越高，排糖越多，尿量也越多。

（2）烦渴多饮：多尿使机体失去大量水分，因而口渴，饮水量增多。

（3）易饥多食：葡萄糖是体内能量及热量的主要来源，由于胰岛素不足，摄入的大量葡萄糖不能被利用而随尿丢失，机体处于半饥饿状态，为补偿失去的葡萄糖，大多患者有饥饿感，从而导致食欲亢进，易饥多食。

（4）消瘦（体重减轻）、乏力：由于机体不能充分利用葡萄糖，故需用蛋白质和脂肪来补充能量和热量，使体内蛋白质和脂肪消耗增多，加之水分的丧失，患者体重减轻，消瘦乏力。1 型糖尿病患者体型均消瘦，2 型糖尿病患者发病前多有肥胖，病后虽仍较胖，但较病前体重已有减轻。

（5）其他：患者常有皮肤疖肿及皮肤瘙痒，由于尿糖浓度较高和尿糖的局部刺激，患者外阴部瘙痒较常见，有时因局部湿疹或真菌感染引起。此外还可见腰背酸痛，视物模糊，月经失调等。

2. 并发症

（1）酮症酸中毒：为最常见的糖尿病急症。糖尿病加重时，脂肪分解加速，大量脂肪酸在肝脏经 β 氧化产生酮体（包括乙酰乙酸、β 羟丁酸、丙酮酸），血酮升高时称酮血症，尿酮排出增多时称酮尿，统称酮症。乙酰乙酸和 β 羟丁酸的酸性较强，故易产生酸中毒。病情严重时可出现糖尿病昏迷，1 型糖尿病患者多见，2 型糖尿病患者在一定诱因作用下也可发生酮症酸中毒，尤其是老年人常因并发感染而易患此症。

酮症酸中毒的诱发因素很多，如急、慢性感染，以呼吸道、泌尿系、胃肠感染最常见。胰岛素突然中断或减量过多、饮食失调、过多摄入甜食和脂肪的食物或过分限制糖类，应激如外伤、手术麻醉、精神创伤、妊娠分娩均可诱发此病。

酮症酸中毒时患者可表现出糖尿病症状加重，如明显的软弱无力，极度口渴，尿量较前更多，食欲减退，恶心呕吐以至不能进水和食物。当 pH 值 <7.2 或血浆 CO_2 结合力低于 15mmol/L 时，呼吸深大而快（Kussmaul 呼吸），患者呼气中含丙酮，故有烂苹果味。失水加重可致脱水表现，如尿量减少，皮肤干燥无弹性，眼球下陷，严重者出现休克，表现为心率加快，脉搏细速，血压下降，四肢厥冷等。患者早期有头晕、头痛、精神萎靡，继而嗜睡，烦躁不安，当病情恶化时，患者反应迟钝、消失，最后陷入昏迷。

（2）高血糖高渗状态：是糖尿病急性代谢紊乱的另一临床类型。多见于老年 2 型糖尿病患者。发病前多无糖尿病史或症状轻微未引起注意，患者有严重高血糖、脱水及血渗透压增高而无显著的酮症酸中毒，可表现为突然出现神经精神症状，表现为嗜睡、幻觉、定向障碍、昏迷等，病死率高达 40%。

（3）大血管病变：大、中动脉粥样硬化主要侵犯主动脉、冠状动脉、脑动脉、肾动脉和肢体外周动脉等，引起冠心病、缺血性或出血性脑血管病，肾动脉硬化、肢体动脉硬化等。

（4）微血管病变：微血管病变是糖尿病的特异性并发症，其典型改变是微循环障碍和微血管基底膜增厚。其主要病变主要表现在视网膜、肾、神经和心肌组织，其中尤以糖尿病肾病和视网膜病为重要。

① 糖尿病肾病：常见于病史超过 10 年的患者。包括肾小球毛细血管间硬化症、肾动脉硬化病和慢性肾盂肾炎。糖尿病肾损害的发生、发展分为 Ⅰ～Ⅴ 五期，患者可表现为蛋白尿、水肿和高血压，晚期伴氮质血症、肾衰竭。

② 糖尿病视网膜病变：大部分病程超过 10 年的患者可并发不同程度的视

网膜病变，是失明的主要原因之一。视网膜病变可分为六期，Ⅰ~Ⅲ期为背景性视网膜病变，Ⅳ~Ⅵ期为增殖性视网膜病变。出现增殖性病变时常伴有糖尿病、肾病及神经病变。

（5）神经病变：多发性周围神经病变最常见，患者出现对称性肢体隐痛、刺痛或烧灼样痛，夜间及寒冷时加重，一般下肢比上肢明显。肢端呈手套、袜子状分布的感觉异常。自主神经损害表现为瞳孔改变、排汗异常、便秘、腹泻、尿潴留、尿失禁、直立性低血压、持续心动过速、阳痿等。

（6）糖尿病足：与下肢远端神经异常和不同程度周围血管病变相关的足部溃疡、感染或深层组织破坏。轻者表现为足部皮肤干燥苍白和发凉，重者可出现足部溃疡、坏疽。糖尿病足是糖尿病患者截肢、致残的主要原因。

（7）感染：糖尿病患者易感染疖、痈等皮肤化脓性疾病，皮肤真菌的感染也较常见，如足癣、甲癣、体癣等。女性患者常并发真菌性阴道炎、肾盂肾炎和膀胱炎等常见的泌尿系感染，常反复发作，多转为慢性肾盂肾炎。

（8）其他：糖尿病患者还容易出现白内障、青光眼、屈光改变和虹膜睫状体病变等其他眼部并发症。皮肤病变也很常见，大多数为非特异性，但临床表现和自觉症状较重。

（三）辅助检查

1. 尿糖测定　轻症患者空腹尿糖可阴性，但饭后尿糖均为阳性。每日尿糖总量一般与病情平行，因而是判断治疗控制程度的指标之一。但患有肾脏病变者血糖虽高但尿糖可为阴性，妊娠时血糖正常，但尿糖可阳性。

2. 尿酮体　并发酮症酸中毒时，尿酮体阳性。

3. 血糖测定　空腹及饭后2小时血糖是诊断糖尿病的主要依据，同时也是判断糖尿病病情和疗效的主要指标。血糖值反映的是瞬间血糖状态。当空腹血糖≥7.0mmol/L（126mg/dl）或餐后2小时血糖≥11.1mmol/L（200mg/dl）时，可确诊为糖尿病。酮症酸中毒时，血糖可达16.7~33.3mmol/L（300~600mg/dl）；高血糖高渗状态时，血糖高至33.3mmol/L（600mg/dl）。空腹静脉血血糖正常值为3.9~6.4mmol/L（70~115mg/dl）。诊断糖尿病时必须用静脉血浆测定血糖，随访血糖控制情况可用便携式血糖仪。

4. 口服葡萄糖耐量试验（OGTT）　对怀疑患有糖尿病，而空腹或饭后血糖未达到糖尿病诊断标准者，应进行本试验。OGTT 应在清晨进行。目前葡萄糖负荷量成人为 75g，溶于 250～300mL 水中，5 分钟内饮完，2 小时后测静脉血浆糖。儿童为 1.75g/kg，总量不超过 75g。

5. 糖化血红蛋白测定（GHbA1）　糖化血红蛋白的量与血糖浓度呈正相关，分为 A、B、C 三种，其中以 GHbA1C 最为主要，正常人 A1C 占血红蛋白总量的 3%～6%，可反映近 8～12 周内血糖总的水平，为糖尿病控制情况的主要监测指标之一。

6. 病情未控制的患者，常见血三酰甘油、胆固醇、β 脂蛋白增高。并发肾脏病变者尿常规可见不同程度的蛋白质、白细胞、红细胞、管型等，并可有肾功能减退；并发酮症酸中毒时，血酮阳性，重者可 ＞4.8mmol/L（50mg/dl），CO_2 结合力下降，可至 13.5～9.0mmol/L（40～20vol%）或以下，血 pH 值在 7.35 以下，外周血中白细胞增高。高血糖高渗状态者血钠可达 155mmol/L，血浆渗透压达 330～460mOsm/（kg·H_2O）。

（四）心理社会状况

1. 评估患者对疾病的反应　如否认、愤怒、悲伤。

2. 评估家庭成员情况　是否有家庭、社区的支持，家庭成员是否协助患者进行饮食控制，督促患者按时服药，胰岛素注射，定期进行血尿糖检验。

3. 评估家庭的经济状况　是否能够保证患者的终生用药。

4. 评估患者对疾病治疗的态度　有的患者认识不到糖尿病的危害，不注意饮食控制。继续吸烟、饮酒等不良的生活习惯。对于 1 型糖尿病患者，能否坚持餐前胰岛素注射，2 型糖尿病患者是否按时服药，自觉地自测血糖、尿糖等。

五、常见的护理诊断/问题

1. 知识缺乏　与缺乏糖尿病疾病及治疗、护理知识有关。

2. 营养失调：低于机体需要量　与胰岛素分泌绝对或相对不足引起糖、蛋白质、脂肪代谢紊乱有关。

3. 有感染的危险　与糖、蛋白质、脂肪代谢紊乱所致的机体抵抗力下降和微循环障碍有关。

4. 潜在并发症　糖尿病酮症酸中毒、低血糖。

5. 焦虑　与疾病的慢性过程有关。

六、护理措施

通过治疗与护理，患者情绪状态稳定，焦虑程度减轻，患者能够遵循医嘱按时用药，控制饮食、有运动计划。患者多饮、多尿、多食的症状缓解，体重增加，血糖正常或趋于正常。患者在健康教育之后，能够进行自我照顾、病情监测，如进行足部护理、胰岛素注射、正确测量血糖、尿糖等，护士能够及时发现并发症，及时通知医师，使并发症得到及时处理。患者顺利接受手术，术后无感染的发生。

（一）用药护理

护士在患者用药过程中应指导患者按时按量服药，不可随意增量或减量；用药后注意观察药物疗效，监测血糖、尿糖、尿量、体重变化，并观察药物不良反应。护士应给患者讲解胰岛素和口服降糖药对糖尿病控制的重要性，药物的作用及不良反应，演示胰岛素的注射方法，说明用药与其他因素的关系，如饮食、锻炼等，保证患者及家属了解低血糖症状和治疗方法及持续高血糖、酮症酸中毒的处理方法。指导的对象包括患者及其家庭成员。

1. 胰岛素治疗患者的护理

（1）胰岛素治疗的适应证：① 1 型糖尿病患者尤其是青少年、儿童，无论有否酮症酸中毒，都必须终身坚持用胰岛素替代治疗。② 显著消瘦的成年糖尿病患者，与营养不良相关的糖尿病患者，及生长发育迟缓者，均应采用胰岛素治疗。③ 2 型糖尿病患者经严格饮食控制，适当运动及口服降糖药物未获良好控制者，可补充胰岛素治疗，以便减轻 β 细胞负担，尽快控制临床症状和高血糖。但胰岛素用量不宜过大，以免发生胰岛素抵抗性。④ 2 型糖尿病患者在严重感染、创伤、手术、结核病等消耗性疾病以及应激状态如急性心肌梗死等情况下，为预防酮症酸中毒或其他并发症的发生，宜用胰岛素治疗，待病情好转后可停用。⑤ 糖尿病伴有酮症酸中毒，高血糖高渗状态或乳酸性酸中毒等急性并发症的患者，都必须使用胰岛素治疗。⑥ 妊娠期糖尿病或糖尿病妇女妊娠期间，为了纠正代谢紊乱，保证胎儿正常发育，防止出现胎儿先天性畸形，宜采用胰岛素治疗。⑦ 糖尿病患者伴有视网膜病变、肾脏病变、神经病变、心脏病变或肝硬化、肝炎、脂肪肝、下肢坏疽等，宜采用胰岛素治疗。⑧外科手术前后患者，须采用胰岛素治疗。⑨成年或老年糖尿病患者起病很急，体重明显减轻，可采用胰岛素治疗。⑩伴重度外阴瘙痒，宜暂时用胰岛素治疗，有继发性糖尿病如垂体性糖尿病、胰源性糖尿病时，亦应采用。

（2）胰岛素制剂类型及作用时间：按作用快慢和维持作用时间，胰岛素制剂可分为速（短）效、中效、长（慢）效三类。短效胰岛素可皮下、肌内、静脉注射，注射后吸收快、作用迅速，维持时间短。中效胰岛素又称中性鱼精蛋白锌胰岛素，只能皮下注射，其作用较慢，维持时间较长，可单独使用，也可与短效胰岛素合用。长效胰岛素又称鱼精蛋白锌胰岛素，只供皮下注射，不能做静脉注射，吸收速度慢，维持时间长。

（3）胰岛素贮存：胰岛素的贮存温度为 2～3℃，贮存时间不宜过长，过期会影响胰岛素的效价，不能存放冰冻层，同时要避免剧烈晃动，不要受日光照射，短效胰岛素如不清亮或中、长效胰岛素呈块状时，不能使用。

（4）胰岛素的抽吸：我国常用胰岛素制剂的浓度有每毫升 40IU 或 100IU，使用时应看清浓度。一般用 1mL 注射器抽取胰岛素以保证剂量准确，当患者需要长、短效胰岛素混合使用时，应先抽短效，再抽长效胰岛素，然后轻轻混匀，不可反向操作，以免将长效胰岛素混入短效胰岛素瓶内，影响其疗效。某些患者需混用短、中效胰岛素，现有各种比例的预混制作，最常用的是含 30% 短效和 70% 中效的制剂。胰岛素"笔"型注射器使用装满预混胰岛素笔芯，使用方便且便于携带。目前经肺、口腔黏膜和鼻腔黏膜吸收的 3 种胰岛素吸入剂已开始上市。

（5）给药时间：生理性胰岛素分泌有两种模式，包括持续性基础分泌和进餐后胰岛素分泌迅速增加，胰岛素治疗应力求模拟生理性胰岛素分泌的模式。使用短效胰岛素，每次餐前半小时皮下注射一次，有时夜宵前再加一次，每日 3～4 次。使用中效胰岛素，早餐前 1 小时皮下注射一次，或早餐及晚餐前分别皮下注射一次。使用长效胰岛素，每日于早餐前 1 小时皮下注射一次。

（6）胰岛素强化治疗：即强化胰岛素治疗法，目前较普遍应用的方案是餐前多次注射短效胰岛素加睡前注射中效或长效胰岛素。采用胰岛素强化治疗的患者有时早晨空腹血糖仍高，可能原因为夜间胰岛素作用不足、"黎明"现象和"苏木杰"效应,夜间多次测定血糖有助于鉴别上述原因。另外采用胰岛素强化治疗时,低血糖症发生率增加,应注意预防、早期识别和及时处理。

(7) 常见不良反应及护理:① 低血糖反应,由于胰岛素使用剂量过大、饮食失调或运动过量,患者可出现低血糖反应,表现为饥饿、头昏、心悸多汗甚至昏迷。对于出现低血糖反应的患者,护士应及时检测血糖,根据患者的具体情况给患者进食糖类食物,如糖果、饼干、含糖饮料,或静脉推注50%葡萄糖40~100mL,随时观察病情变化。② 变态反应,胰岛素变态反应是由 IgE 引起,患者首先出现注射部位瘙痒,随之出现荨麻疹样皮疹,可伴有恶心、呕吐、腹泻等胃肠症状。如出现变态反应,应立即更换胰岛素制剂的种类,使用抗组胺药物和糖皮质激素及脱敏疗法等,严重变态反应者需停止或暂时中断胰岛素治疗。③ 局部反应,胰岛素注射后可出现局部脂肪营养不良,在注射部位呈皮下脂肪萎缩或增生,停止该部位注射后自然恢复。护士在进行胰岛素注射时,应注意更换注射部位。另外,通过使用高纯度胰岛素制剂可明显减少脂肪营养不良。胰岛素注射部位包括前臂、大腿前侧、外侧、臀部和腹部(脐周不要注射),两周内同一个注射部位不能注射两次,每个注射点相隔2cm。

(8) 护士应教会患者进行自我胰岛素注射方法,自我监测注射后的反应,讲解注意事项。先指导患者准确抽吸药液,注射前,用左拇指及食指将皮肤夹住提起,右手持注射器与皮肤成45°~60°角的方向,迅速刺进皮肤,抽吸回血,确定无回血后,注入胰岛素。注射完毕后,用棉签轻压穿刺点,以防止少量胰岛素涌出,但不要按摩局部。

2. 口服降糖药患者的护理

(1) 促胰岛素分泌剂

① 磺脲类:此类药物作用机制为通过作用于胰岛 β 细胞表面的受体,促进胰岛素释放。主要适用于通过饮食治疗和体育活动不能很好控制病情的 2 型糖尿病患者。1 型糖尿病、有严重并发症或晚期 β 细胞功能很差的 2 型糖尿病、对磺脲类过敏或有严重不良反应等是本药的禁忌证或不适应证。药物主要的不良反应为低血糖反应,当剂量过大、饮食过少、使用长效制剂或同时应用增强磺脲类降血糖的药物时,可发生低血糖反应。患者还可出现胃肠反应,如恶心、呕吐、消化不良等,偶尔可出现药物变态反应如荨麻疹、白细胞减少等。常见

的第二代药物有：a. 格列本脲（优降糖），具有较强而迅速的降糖作用，剂量范围为 2.5～20mg/d，分 1～2 次餐前半小时口服。b. 格列吡嗪（美吡达），剂量范围为 2.5～30mg/d，分 1～2 次口服，于餐前半小时口服。c. 格列齐特（达美康），剂量范围为 80～240mg/d，分 1～2 次口服，于餐前半小时口服。d. 格列喹酮（糖适平），剂量范围为 30～180mg/d，分 1～2 次服用，于餐前半小时口服，肾功能不全时仍可使用。

② 格列奈类：此类药物的作用机制、禁忌证或不适应证与磺脲类大致相同。降血糖作用快而短，主要用于控制餐后高血糖。低血糖症发生率低、程度较轻。较适用于餐后高血糖为主的老年 2 型糖尿病患者。常用药物为瑞格列奈（每次 0.5～4mg）和那格列奈（每次 60～120mg），于餐前或进餐时口服。

（2）双胍类：此类药物的作用机制为通过促进肌肉等外周组织摄取葡萄糖加速无氧酵解、抑制葡萄糖异生、抑制或延缓葡萄糖在胃肠道吸收等作用改善糖代谢，与磺脲类联合使用，可增强降血糖作用。此类药物适用于肥胖或超重的 2 型糖尿病患者，常见的不良反应是胃肠反应，服药后患者出现口干苦、金属味、厌食、恶心、呕吐、腹泻等，偶见皮肤红斑、荨麻疹等。常用药物为甲福明（又称二甲双胍），每日剂量 500～1 500mg，分 2～3 次服，进餐中口服。

（3）α - 葡萄糖苷酶抑制剂：此类药物的作用机制为通过抑制小肠黏膜上皮细胞表面的 α 葡萄糖苷酶，延缓糖类的吸收，从而降低餐后高血糖。常见药物有阿卡波糖，开始服用剂量为 25mg。每日 3 次，进食第一口饭时服药，若无不良反应，剂量可增至 50mg，每日 3 次。最大剂量可增至 100mg，每日 3 次。常见的不良反应有腹胀、腹泻、肠鸣音亢进、排气增多等胃肠反应。

（4）噻唑烷二酮：格列酮类药物。其作用机制是增强靶组织对胰岛素的敏感性，减轻胰岛素抵抗，被视为胰岛素增敏剂。此类药物有罗格列酮，用法为 4～8mg/d，每日 1 次或分次服用；吡格列酮，剂量为 15mg，每日 1 次。

（二）饮食护理

糖尿病治疗除了采用必要的口服降糖药或胰岛素注射外，饮食治疗是治疗糖尿病的重要措施。适当节制饮食可减轻胰岛 β 细胞的负担。对于老年人，肥胖者而无症状或轻型患者，尤其是空腹及餐后血浆胰岛素不低者，饮食控制非常重要。护士可组织患者、家属、营养师共同参与制定饮食计划，在制定计划过程中，要考虑患者的种族、宗教、文化背景及饮食习惯。

糖尿病患者的饮食原则是在合理控制热量的基础上，合理分配糖类、脂肪、蛋白质的进量，以纠正糖代谢紊乱引起的血糖、尿糖、血脂异常等。

1. 合理控制总热量　人体所需总热量由基础代谢、体力劳动及食物在消化吸收代谢过程所需热量三部分组成。

总热量 = 基础代谢热量 + 体力劳动热量 + 食物消化吸收代谢所需热量

患者总热量的摄入以能维持标准体重为宜，热量的需要应根据患者的具体情况而定。肥胖者应先减少热量的摄入，减轻体重；消瘦者应提高热量的摄入，增加体重，使之接近标准体重；孕妇、乳母、儿童需增加热量摄入，维持其特殊的生理需要和正常生长发育。

糖尿病患者每日所需总热量应根据标准体重和每日每千克体重所需热量来计算。标准体重由身高来定，而每日每千克所需热量与患者的体型和活动性质有关。

标准体重（kg） = 身高（cm） - 105

每日所需总热量（kJ） = 标准体重（kg）×热量（kJ/kg 体重）

2. 糖尿病患者所需三大营养素量及其分配比例

（1）糖类：应根据患者的实际情况限制糖类的摄入量，但不能过低。饮食中糖类太少，患者不易耐受。大量实验和临床观察表明，在控制热能的基础上提高糖类进量，不但可以改善葡萄糖耐量，而且还可以提高胰岛素的敏感性。机体因少糖而利用脂肪代谢供给能量，更易发生酸中毒。对于空腹血糖高于 11.2mmol/L（200mL/dl）的患者，不宜采用高糖类饮食，但每日摄入量不应少于 150g；对于空腹血糖正常或同时应用磺脲类降糖药患者，及某些使用胰岛素的患者，糖类的供给量应占总热量的 50% ~ 65%，折合主食 250 ~ 400g/d。

有利于患者血糖控制的糖类食品有：燕麦片、莜麦粉、荞麦粉、玉米渣、白芸豆饭、绿豆、海带、粳米、二合一面或三合一面窝头。

（2）蛋白质：蛋白质是人体细胞的重要组成部分，对人体的生长发育、组织的修补和更新起着极为重要的作用。在糖尿病患者的饮食中，蛋白质摄入量应比正常人高一些。这主要因为糖尿病患者蛋白质代谢紊乱，如果蛋白质摄入不足，出现负氮平衡，会出现消瘦、乏力、抵抗力差、易感染、创口不易愈合、小儿生长发育受阻等。蛋白质摄入量成人按每日每千克体重 0.8~1.2g 供给，占总热量的 15%~20%；孕妇、乳母、营养不良及消耗性疾病患者，酌情加至 1.5g/（kg·d），个别可达 2.0g/（kg·d）；小儿 2~4g/（kg·d）。

蛋白质食物的选择包括动物性和植物性两类。其中至少应选用 1/3 的优质蛋白质，优质蛋白质的主要来源有瘦肉、鱼、虾、鸡、鸭、鸡蛋、牛奶、豆类等。

（3）脂肪：脂肪是人体结构的重要材料，在体内起着保护和固定作用，是体内热量的储存部分，有利于维生素 A、维生素 D、维生素 E 的吸收。脂肪可增加饱腹感，但可导致动脉粥样硬化。糖尿病患者每日进食脂肪量为每千克体重 1.0g，占总热量的 30%~35%。饮食中要限制动物性脂肪如羊、牛、猪油的进量，少吃胆固醇含量高的食物，如肝、肾、脑、蛋黄、鱼子等，偏向选用植物油。

3. 糖尿病患者的食物选择和禁忌　糖尿病患者主食可选用大米、白面、玉米面、小米、莜面，每日控制在 250~450g。副食可选用富含蛋白质的食物，如瘦肉、鸡蛋、鱼、鸡、牛奶、豆类等。烹调油宜用豆油、菜籽油、花生油、玉米油、芝麻油、葵花籽油等，这类植物油含不饱和脂肪酸较高，有预防动脉粥样硬化的作用，但也不能大量食用。如按膳食单的标准吃完后，仍有饥饿感，可加食含糖 3% 以下的蔬菜，如芹菜、白菜、菠菜、韭菜、黄瓜、西红柿、生菜等。

糖尿病患者禁止食用含糖过高的甜食如红糖、白糖、冰激凌、甜饮料、糖果、饼干、糕点、蜜饯、红薯等。如想吃甜味食品可采用木糖醇、山梨醇或甜叶菊等调味品；如想吃土豆、藕粉、胡萝卜等，则需从主食中相应减量。

（三）运动指导

体力活动或体力锻炼是糖尿病治疗的重要组成部分。运动可使身体强壮，改善机体的代谢功能，促进能量消耗，减少脂肪组织的堆积，提高机体对胰岛素的敏感性，增加肌肉对血糖的利用，改善血液循环，从而降低血糖，使肥胖者减轻体重，减少糖尿病并发症的发生风险。同时运动使糖尿病患者保持良好的心态，树立战胜疾病的信心，从而提高生存质量。

适用于糖尿病患者的锻炼方式多种多样，如散步、步行、健身操、太极拳、打球、游泳、滑冰、划船、骑自行车等。选择运动的方式应根据患者的年龄、性别、性格、爱好及糖尿病控制程度、身体状况和是否有并发症等具体情况而定。运动的强度应掌握在运动后收缩压不超过 24.0kPa，中青年心率达 130 ~ 140 次/分，老年人不超过 120 次/分。运动每天可进行 1 ~ 2 次，每周不少于 5 天。

糖尿病患者运动时要做好自我防护，如穿厚底防滑运动鞋、戴护膝、保护足跟等，随手携带易吸收的糖类食品，如糖果、饮品等，若感觉血糖过低，立即进食。运动宜在饭后 1 小时左右开始，可从短时间的轻微活动开始，逐渐增加运动量。切忌过度劳累，每次活动以 15 ~ 30 分钟为宜。不适合运动的情况包括：血糖太高、胰岛素用量太大、病情波动较大；有急性感染、发热；有酮症酸中毒，严重的心、肾病变，高血压，腹泻，反复低血糖倾向等。

（四）病情监测

1. 四次尿、四段尿糖　四次尿即早、午、晚餐前和睡觉前的尿液，做尿糖定性检查。应注意留尿前 30 分钟先把膀胱排空，然后收集半小时的尿液，这样才能根据每次尿糖多少，比较真实地反映和推测血糖水平。四段尿糖是指将 24 小时分为四段：

（1）第一段：早饭后到午饭前（7：30am ~ 11：30am）。

（2）第二段：午饭后到晚饭前（11：30am ~ 5：30pm）。

（3）第三段：晚饭后到晚睡前（5：30pm ~ 10：30pm）。

（4）第四段：睡觉后到次日早饭前（10：30pm ~ 次日 7：30am）。

每段尿不论排尿几次，全放在一个容器内混匀，四段尿分别留在四个瓶子里，分别记录，做尿量定性检查，并将结果详细记录。

烧尿糖的方法用滴管吸班氏液 20 滴，放于玻璃试管中，再滴 2 滴尿，将试管放沸水中煮沸 5 分钟后，观察颜色改变。不要用火烧液面以上的试管，防止将试管烧裂。

2. 使用尿糖试纸法和酮体试纸法　① 尿糖试纸法，将纸浸入尿液中，湿透（约 1 分钟）后取出，1 分钟后观察试纸颜色，并与标准色板对照，即能测得结果。使用时注意试纸的有效期，把一次所需的试纸取出后，立即将瓶盖紧，保存于阴凉干燥处，以防受潮变质。② 酮体试纸法，将酮体试纸浸于新鲜尿中后当即取出，多余尿液于容器边缘除去，3 分钟后在白光下与标准色板比较判断结果。

3. 血糖自测 ① 血糖仪的种类，目前血糖仪的类型较多，较具代表性的新产品有德国 BM 公司血糖仪。BM 公司产品准确、可靠、便携、简便。测试时间仅 12 秒，测试血糖范围 0.33～27.75mmol/L。美国强生公司生产的 ONE TOUCH Ⅱ 血糖仪，液晶显示，不需擦血，经济实惠，患者可根据自身情况进行选择。② 自测血糖注意事项，采血前用温水、肥皂清洁双手，用酒精消毒手指，待酒精完全挥发后，方可采血。采血前手臂下垂 10～15 秒使局部充血，有利于采血，每次更换采血部位。采血量要严格控制，血滴一定要全部覆盖试纸垫或试纸孔。

试纸拿出后随时盖紧瓶盖，不要使用过期或变质的试纸，采血针不可重复使用，用后加针帽再丢弃。

（五）足部护理

1. 每日检查足部是否有水泡、裂口、擦伤及其他改变。细看趾间及足底有无感染征象，一旦发现足部有伤口，特别是当足部出现水泡、皮裂和磨伤、鸡眼和胼胝及甲沟炎时，要及时进行有效处理，以预防糖尿病足的发生。

2. 每日晚上用温水（不超过40℃）及软皂洗脚，并用柔软且吸水性强的毛巾轻柔地擦干双脚，特别要擦干足趾缝间，但注意不要擦得太重以防任何微小创伤，每次洗脚不要超过 10 分钟。

3. 将脚擦干后，用羊毛脂或植物油涂抹，轻柔而充分地按摩皮肤，以保持皮肤柔软，清除鳞屑，防止干燥。

4. 汗多时，可用少许滑石粉放在趾间、鞋里及袜中。

5. 不要赤足行走，以免受伤。

6. 严禁使用强烈的消毒药物如碘酒等，不要用药膏抹擦鸡眼及胼胝，以免造成溃疡。

7. 禁用热水袋温热足部，不用电热毯或其他热源，避免暴晒于日光下，脚冷时可多穿一双袜子。

8. 糖尿病患者早晚起床或晚睡前可穿拖鞋，平时不穿，最好不穿凉鞋。鞋要合脚，鞋尖宽大且够长，使脚在鞋内完全伸直，并可稍稍活动。鞋的透气性要好，以布鞋为佳，不穿高跟鞋。最好有两双鞋轮换穿用，保证鞋的干爽。袜子要穿吸水性好的毛袜或线袜，袜子要软、合脚，每日换洗，汗湿后及时更换。不要穿有松紧口的袜子，以免影响血液循环。不穿有洞或修补不平整的袜子，袜子尖部不要太紧。糖尿病患者应禁止吸烟。

（六）心理护理

糖尿病的慢性病程及疾病的治疗过程中，会给患者造成许多心理问题，如精神紧张、忧虑、发怒、恐惧、孤独、绝望、忧郁、沮丧等，而这些不良的心理问题使病情加重，甚至发生酮症酸中毒。相反，当消除紧张情绪时，血糖下降，胰岛素需要量也减少。因此糖尿病患者保持乐观稳定的情绪，对糖尿病的控制是有利的。护士应鼓励患者说出自己的感受，支持其恰当的应对行为。为了摆脱不良情绪的困扰，糖尿病患者可采用以下几种方法：

1. 加强健身运动　现代研究证实，人在运动之后，由于大脑血液供应的改善及血中电解质的不断置换，使人的精神状态趋向安逸、宁静，不良情绪得到发泄。运动引起舒畅心情的作用，是药物所达不到的。所以糖尿病患者在病情允许的情况下，在医师的指导下，可根据自己的爱好去选择运动方式，如散步、慢跑、打太极拳、骑车、游泳等。每日一次，每次至少30分钟，以不感到明显疲劳为标准。

2. 观赏花草　许多研究表明，花香有益于健康，有利于精神调节。糖尿病患者在心情烦闷时多到公园散步，多看看大自然的景色。若条件允许，也可自己栽培花卉以供观赏。

3. 欣赏音乐疗法　糖尿病的音乐保健必须根据不同的年龄、病情和情绪而有所选择。

4. 多接触自然光线　人的心态受自然光线照射的影响，自然光线照射太少令人缺乏生气，照射充分令人充满朝气和信心。故居室要明亮，多采用自然光线。要多到野外、室外活动，多沐浴阳光，这样可使患者心情舒畅，有利于疾病的治疗。

5. 进行自我安慰法　当糖尿病患者因患病而感到烦恼时，可想一想遭受更多不幸的人们，或许会感到一些安慰，进而从"精神胜利法"中增添治疗和战胜疾病的信心。

6. 培养有益的兴趣与爱好　有益的兴趣与爱好可消除不良情绪，使人愉快乐观、豁达、遇事心平气和，有利于心身健康。糖尿病患者尤其是老年患者，可根据自己的爱好，听听京剧，欣赏音乐，练习书法、绘画，养鸟，培育花草，或散步、打太极拳等，生活增添了乐趣，精神上有了寄托，心情愉快，情绪稳定，以利于糖尿病的康复。

7. 外出旅游　旅游是调剂精神的最好办法，但糖尿病患者外出旅游必须注意以下几点。

（1）胰岛素必须随身携带：胰岛素有效时间通常在 24 小时以内，所以注射胰岛素的患者必须坚持每天定时注射，否则会产生严重的后果，即使是病情稳定的患者，1～2 天不注射，血糖也会上升。因此糖尿病患者外出旅游，应该随身携带足够的胰岛素，胰岛素是比较稳定的激素，在室温 25℃ 以下不会影响其性能，即使温度稍高也不影响太大。旅途中没有冰箱冷藏也没有关系，可放在随身携带的皮包或行李箱内。

（2）携带甜食以备低血糖：在旅游时必须把握饮食定时定量的原则。最好在平时进食时间的 30 分钟以前，就找好用餐场所。患者可随身携带面包、饼干等，以备错过吃饭时间时随时补充。吃饭时间不得已需要延迟时，以每延误 1 小时，摄食 20g 食物为原则，如半个苹果、半个香蕉或 6 片全麦饼干等。还应随身准备巧克力或糖果等，以便在轻微低血糖时食用。另外，需根据活动量，随时补充些食物，以减少低血糖的发生。

（3）携带病历卡：患者外出旅游，最好随身携带病历卡，联络电话，目前所使用的药物及使用剂量，及"一旦意识障碍，请目击者即送医院急诊"的字条，以备一旦发生意外，可立即送往医院，及时得到救治。

（4）准备好舒适的鞋袜：旅游时比平时走路时间长得多，为防止足部的损伤，应准备适宜的鞋袜。为了确保途中不出问题，绝对不要穿新鞋上路，即使穿新鞋，也应在旅行前至少 2 周开始试穿。袜子最好买没有松紧带的袜子，以免阻碍下肢的血流。在旅途中，如有机会就把鞋袜脱掉，光着足抬高摆放，使足部血流通畅。

（七）密切观察病情，及时发现并处理并发症

密切观察患者有无酮症酸中毒的表现，如恶心、呕吐、疲乏、多尿、皮肤

干燥或潮红，黏膜干燥、口渴、心动过速、嗜睡等。定时监测呼吸、血压、心率，准确记录出入量。如怀疑酮症酸中毒，立即通知医师，协助医师做好各项检查，定时留血、尿标本，送检血糖、尿糖、尿酮体、血电解质及 CO_2 结合力。叮嘱患者绝对卧床休息，注意保暖，使体内消耗能量达到最低水平，以减少脂肪、蛋白质分解。昏迷患者按照昏迷护理常规进行，定时翻身、拍背，预防压疮及继发感染，并保持口腔、皮肤、会阴的清洁卫生。及时准确执行医嘱，保证液体、胰岛素输入。

（八）接受手术的糖尿病患者护理

1. 术前及术中护理　糖尿病患者手术前的护理目标是，在进手术室之前，尽量控制好血糖。1 型糖尿病患者在择期手术前数天甚至数周即需住院调节血糖，以减少手术的危险性。有时会遇到 1 型糖尿病患者在血糖控制不好的情况下必须进行急诊手术，那么该努力将血糖、电解质、血气和血压等情况控制好，术中与术后需严密监测患者的生命体征，做好实验室检查。2 型糖尿病患者，在血糖控制好的情况下，其手术的危险性仅比没有糖尿病的手术患者稍大一些。手术尽量安排在清晨，使患者的饮食及胰岛素疗法中断时间尽量减少。

术前护士需协助医师做好各种实验室及其他辅助检查，包括空腹血糖及餐后血糖、尿糖及尿酮体检查，CO_2 结合力，血中尿素氮，心电图及胸部 X 线等。

在手术日晨，患者需禁食一切食物、水、胰岛素、口服降糖药，长效降糖药物需在术前两天停药。手术前 1 小时要测血糖，并告知医师，以确保患者在术中不会发生低血糖。如果患者血糖值低，应在麻醉诱导前给患者静脉滴注葡萄糖。手术开始之后，所有的措施需根据糖尿病的严重程度及手术范围大小而定，轻微糖尿病且接受小手术的患者，在回恢复室之前，通常不需胰岛素或静脉注射葡萄糖。假如患者接受的是大手术，或患者中度甚至严重的糖尿病时，术中应给予患者葡萄糖静脉输入，同时给予正常剂量一半的胰岛素并严密监测血糖。

2. 手术后护理　术后的护理目标是稳定患者的生命体征，重建糖尿病控制，预防伤口感染，促进伤口愈合。护士应遵医嘱静脉输入 5% 葡萄糖及胰岛素直到患者能经口进食。患者能进食后，除一天正常的三餐外，还要依据血糖控制的情况，餐间加点心。每天查三次血糖值，留尿查尿糖及尿酮体。一旦血糖控制，应给予术前所规定的胰岛素种类及剂量。尽量避免导尿，防止膀胱感染。换药时严格无菌操作，以防伤口感染。

第二节 皮质醇增多症

皮质醇增多症又称库欣综合征，是由多种原因引起肾上腺皮质分泌过量糖皮质激素所致疾病的总称。其中垂体促肾上腺皮质激素（ACTH）分泌亢进所引起者称为库欣病。库欣综合征可发生于任何年龄，但以 20～40 岁最多见，女性多于男性。主要临床表现为满月脸、多血质、向心性肥胖、皮肤紫纹、痤疮、血压升高、糖尿病倾向、骨质疏松、抵抗力下降等。

一、病因与发病机制

1. 垂体分泌 ACTH 过多　ACTH 过多可导致双侧肾上腺增生，分泌大量的皮质醇，Cushing 病最常见，约占70%，如垂体瘤或下丘脑－垂体功能紊乱等。

2. 异位 ACTH 综合征　是由于垂体以外的癌瘤产生 ACTH 刺激肾腺皮质增生，分泌过量的皮质类固醇，最常见的是肺癌（约占50%），其次为胸腺癌、胰腺癌等。

3. 不依赖 ACTH 的 Cushing 综合征　不依赖 ACTH 的双侧小结节性增生或小结节性发育不良，此类患者多为儿童或青年。

4. 肾上腺皮质病变　如原发性肾腺皮质肿瘤等。

5. 医源性皮质醇增多　长期或大量使用 ACTH 或糖皮质激素所致。

二、临床表现

本病的临床表现主要由于皮质醇分泌过多，引起代谢障碍、多器官功能障碍和对感染抵抗力降低。

1. 脂肪代谢障碍　皮质醇增多能促进脂肪的动员和合成，引起脂肪代谢紊乱和脂肪重新分布而形成本病特征性向心性肥胖，表现为面如满月，胸、腹、颈、背部脂肪甚厚，四肢相对瘦小，与面部、躯干形成明显对比。

2. 蛋白质代谢障碍　大量皮质醇促进蛋白分解，抑制蛋白合成。表现为皮肤菲薄、毛细血管脆性增加、皮肤紫纹，甚至肌萎缩。

3. 糖代谢障碍　大量皮质醇抑制葡萄糖进入组织细胞，影响外周组织对葡萄糖的利用，同时促进肝糖原异生，使血糖升高，有部分患者继发类固醇性糖尿病。

4. 电解质紊乱　大量皮质醇有潴钠排钾作用，低血钾可加重乏力，并引起肾脏浓缩功能障碍，部分患者因潴钠而有水肿。

5. 心血管病变　高血压常见，长期高血压可并发心脏损害、肾脏损害和脑血管意外。

6. 性功能异常　女性患者大多出现月经减少、不规则或停经，轻度多毛，痤疮，明显男性化者少见，但如出现要警惕为肾上腺癌；男性患者性欲减退，阴茎缩小，睾丸变软，与大量皮质醇抑制垂体促腺激素有关。

7. 造血系统　皮质醇刺激骨髓，使红细胞计数和血红蛋白含量增高，加以患者皮质变薄，故面容呈多血质、面红等表现。

8. 感染　长期大量皮质醇，可以抑制免疫功能，使机体抵抗力下降，易发生感染。多见于肺部感染、化脓性细菌感染，且不易局限化，可发展为蜂窝组织炎、菌血症、败血症。

9. 其他　如骨质疏松、皮肤色素沉着等。

10. 心理表现　常有不同程度的精神、情绪变化，表现为失眠、易怒、焦虑、注意力不集中等。因体形、外貌的改变，往往产生悲观情绪。

三、辅助检查

（一）血液检查

红细胞计数和血红蛋白含量偏高，白细胞总数及中性粒细胞增多，淋巴细胞和嗜酸粒细胞绝对值减少。血糖高、血钠高、血钾低。

（二）皮质醇测定

血浆皮质醇浓度升高且昼夜规律消失。24 小时尿 17－羟皮质类固醇、尿游离皮质醇含量升高。

（三）地塞米松抑制试验

1. 小剂量地塞米松抑制试验，17－羟皮质类固醇不能被抑制到对照值的

50% 以下。

2. 大剂量地塞米松试验，能被抑制到对照值的 50% 以下者，病变大多为垂体性，不能被抑制者，可能为原发性肾上腺皮质肿瘤或异位 ACTH 综合征。

（四）ACTH 试验

垂体性 Cushing 病和异位 ACTH 综合征者有反应，高于正常；原发性肾上腺皮质肿瘤则大多数无反应。

（五）影像学检查

包括肾上腺超声检查、蝶鞍区断层摄片、CT、MRI 等，可显示病变部位属于定位检查。

四、诊断要点

典型病例可根据临床表现及实验室检查等作出诊断，但应注意与单纯性肥胖症、2 型糖尿病肥胖者进行鉴别。

五、治疗要点

治疗以病因治疗为主，病情严重者应先对症治疗，以避免并发症。

（一）对症治疗

如低钾时给予补钾，糖代谢紊乱时用降糖药治疗。

（二）肾上腺皮质病变治疗

以手术治疗为主。

（三）库欣综合征治疗

主要有手术切除、垂体放射、药物治疗三种方法。经蝶窦切除垂体微腺瘤为近年治疗本病的首选方法。临床上几乎没有特效药物能有效治疗本病。

（四）异位 ACTH 综合征治疗

以治疗原发性癌肿为主，根据具体病情做手术、放疗及化疗。

六、 常见的护理诊断/问题

（一） 自我形象紊乱

与库欣综合征引起身体外形改变有关。

（二） 体液过多

与糖皮质激素过多引起水钠潴留有关。

（三） 有感染的危险

与皮质醇增多导致机体免疫力下降有关。

（四） 有受伤的危险

与代谢异常引起钙吸收障碍导致骨质疏松有关。

（五） 无效性性生活形态

与体内激素水平变化有关。

（六） 有皮肤完整性受损的危险

与皮肤干燥、水肿有关。

（七） 潜在并发症

心力衰竭、脑卒中、类固醇性糖尿病。

七、 护理措施

（一） 一般护理

1. 环境与休息

给予安静、舒适的环境，促进患者休息。取平卧位，抬高双下肢，以利于静脉回流，避免水肿加重。

2. 饮食护理

给予高蛋白、高钾、高钙、低钠、低热量、低糖类饮食，以纠代谢障碍导致的机体负氮平衡，补充钾、钙，鼓励患者食用柑橘、香蕉等含钾高的水果。有糖尿病症状时应限制进食量，按糖尿病饮食给予。避免刺激性食物，戒烟、戒酒。

（二）病情观察

注意患者水肿情况，记录 24 小时液体出入量，观察有无低钾血症的表现，如出现恶心、呕吐、腹胀、乏力、心律失常等表现，应及时测血钾和心电图，并与医师联系和配合处理。观察体温变化，定期检查血常规，注意有无感染征象。注意观察患者有无糖尿病表现，必要时及早做糖耐量试验或测空腹血糖，以明确诊断。观察患者有无关节痛或腰背痛等情况。

（三）感染的预防和护理

对患者的日常生活进行保健指导，保持皮肤、口腔、会阴等清洁卫生；注意保暖，预防上呼吸道感染；保持病室通风，温湿度适宜，并定期进行紫外线照射消毒，保持被褥清洁、干燥。

（四）用药护理

注意观察药物的疗效和不良反应。在治疗过程中若发现有 Addison 病症状等不良反应发生，应及时通知医生处理。

（五）心理护理

患者因身体外形的改变，容易产生焦虑和悲观情绪，应予耐心解释和疏导。对出现精神症状者，应多予关心照顾，尽量减少其情绪波动。

八、健康指导

1. 向患者及家属介绍本病有关知识，教会患者自我护理，避免感染，防止摔伤、骨折，保持心情愉快。

2. 指导患者和家属有计划地安排力所能及的生活活动，让患者独立完成，增强其自信心和自尊感。

3. 指导患者遵医嘱用药，并详细介绍用法和注意事项，用药过程中要观察药物疗效及不良反应，应定期复查有关化验指标。

第五章 血液科疾病护理

第一节 非霍奇金淋巴瘤

非霍奇金淋巴瘤（NHL）是恶性淋巴瘤的一大类型。

一、病因

大多数情况下，非霍奇金淋巴瘤的病因不明。但是，流行病学研究揭示非霍奇金淋巴瘤主要与环境因素、化学物质、饮食因素、免疫状态、病毒感染和细菌感染有关。已知 EB 病毒与高发区 Burkitt 淋巴瘤和结外 T/NK 细胞淋巴瘤鼻型有关；成人 T 细胞淋巴瘤/白血病与人类亲 T 细胞病毒 I 型（HTLV1）感染密切关联；胃黏膜相关淋巴组织淋巴瘤是由螺旋菌感染的反应性病变起始而引起的恶性变；放射线接触如核爆炸及核反应堆意外的幸存者、接受放疗和化疗的肿瘤患者患非霍奇金淋巴瘤发病的可能性高；艾滋病、某些遗传性获得性免疫缺陷疾病或自身免疫性疾病，如共济失调性毛细血管扩张症、联合免疫缺损综合征、类风湿性关节炎、系统性红斑狼疮、低 γ 球蛋白血症以及长期接受免疫抑制药治疗（如器官移植等疾病）所致免疫功能异常，均与非霍奇金淋巴瘤发病有关。

二、诊断

（一）症状

1. 以淋巴结肿大为首发症状

多数见于浅表淋巴结，NHL 较 HL 少见。受累淋巴结以颈部最多见，其次是腋窝、腹股沟。一般多表现为无痛性、进行性淋巴结肿大，早期可活动，晚期多个淋巴结肿大，易发生粘连并融合成块。

部分 NHL 患者为深部淋巴结起病，以纵隔淋巴结肿大较常见，如纵隔大 B 细胞淋巴瘤。肿大的淋巴结会压迫上腔静脉，引起上腔静脉综合征；也会压迫气管、食管、喉返神经，产生相应的症状如呼吸困难、吞咽困难和声音嘶哑等，原发于腹膜后淋巴结的恶性淋巴瘤亦以 NHL 多见，可引起长期不明原因发热，临床诊断比较困难。

韦氏环也是发生结外淋巴瘤的常见部位，NHL 多见，发生部位最多在软腭、扁桃体，其次为鼻腔、鼻窦，鼻咽部和舌根较少见，常伴随膈下侵犯，患者可表现为咽痛、咽部异物感、呼吸不畅和声音嘶哑等。原发于脾和肝脏的 NHL 较少见，但 NHL 合并肝、脾浸润者较常见，尤以脾脏受累更为多见，临床表现为肝脾肿大、黄疸等，少数患者可发生门脉高压，需与肝硬化鉴别。

2. 器官受累的表现

除淋巴组织外，NHL 可发生于身体任何部位，其中以原发于胃肠道 NHL 最为常见，累及胃、十二指肠时患者可表现为上腹痛、呕吐等；发生于小肠、结肠等部位时，患者常伴有慢性腹泻、脂肪泻、肠梗阻等表现；累及肾脏会导致肾炎。

原发于皮肤的 NHL 并不常见（如蕈样肉芽肿），但 NHL 累及皮肤较常见，包括特异性和非特异性两种表现。特异性表现有皮肤肿块、结节、浸润斑块、溃疡、丘疹等；非特异性表现有酒精疼痛、皮肤瘙痒、带状疱疹、获得性鱼鳞癣、干皮症、剥脱性红皮病、结节性红斑、皮肤异色病等。

3. 全身症状

淋巴瘤患者常有全身无力、消瘦、食欲减退、盗汗及不规则发热等全身症状。临床上也有少数患者仅表现为持续性发热，较难诊断。

（二）体征

非霍奇金淋巴瘤体征早期不明显，中晚期常有不明原因浅表淋巴结、持续性体温等体征。

（三）检查

1. 实验室检查

（1）外周血：早期患者血常规多正常，继发自身免疫性溶血或肿瘤累及骨髓，可发生贫血、血小板减少及出血。9%～16%的患者可出现白血病转化，常见于弥漫型小淋巴细胞性淋巴瘤、滤泡型淋巴瘤、淋巴母细胞性淋巴瘤及弥漫型大细胞淋巴瘤等。

（2）生化检查：可有血沉血清乳酸脱氢酶、β2-微球蛋白及碱性磷酸酶升高，单克隆或多克隆免疫球蛋白升高，以上改变常可作为肿瘤负荷及病情检测指标。

（3）血沉：血沉在活动期增快，缓解期正常，为测定缓解期和活动期较为简单的方法。

（4）骨髓象：早期正常，晚期浸润骨髓时骨髓象可发生变化，如找到淋巴瘤细胞，此时可称为淋巴瘤白血病。

2. 病理活检

病理活检是诊断 NHL 及病理类型的主要依据。

3. 免疫学表型检测

（1）单克隆抗体免疫表型检查可识别淋巴瘤细胞的细胞谱系及分化水平，用于诊断及分型常用的单克隆抗体标记物包括 CD45（白细胞共同抗原）。

（2）CD19、CD20、CD22、CD45RA、CD5、CD10、CD23 免疫球蛋白轻链 κ 及 γ 等用于鉴定 B 淋巴细胞表型。

（3）CD2、CD3、CD5、CD7、CD45R0、CD4、CD8 等常用于鉴定 T 淋巴细胞表型。

（4）CD30 和 CD56 分别用于识别间变性大细胞淋巴瘤及 NK 细胞淋巴瘤，CD34 及 TdT 常见于淋巴母细胞淋巴瘤表型。

4. 遗传学

90%的非霍奇金淋巴瘤存在非随机性染色体核型异常，常见为染色体易位部分缺失和扩增等。不同类型的非霍奇金淋巴瘤有不同的细胞遗传学特征。非霍奇金淋巴瘤是发生于单一亲本细胞的单克隆恶性增殖，瘤细胞的基因重排高度一致。IgH 基因重排常作为 B 细胞淋巴瘤的基因标志 TCR，γ 或 β 基因重排常作为 T 细胞淋巴瘤的基因标志，阳性率均可达 70%～80%。细胞遗传学及基因标志可用于非霍奇金淋巴瘤的诊断、分型及肿瘤微小病变的检测。

5. 影像学检查

胸正侧位片、腹盆腔 CT 扫描、胸部 CT 扫描、全消化道造影、胸腹部

MRI、脑、脊髓 MRI。胸腹部彩超、淋巴结彩超、骨扫描、淋巴造影术和胃肠镜检查。

（四）诊断

本病的确诊有赖于组织学活检（包括免疫组化检查及分子细胞遗传学检查）。这些组织学免疫学和细胞遗传学检查不仅可确诊，还可做出分型诊断，这对了解该病的恶性程度、估计预后及选择正确的治疗方案都至关重要。无明显原因淋巴结肿大，应考虑到本病，有的患者浅表淋巴结不大，但较长期有发热、盗汗、体重下降等症状，也应考虑到本病。

（五）鉴别诊断

不少健康人在颈部、腹股沟及某些浅表部位也会出现肿大的淋巴结，但应与以下具体疾病相鉴别：

1. 慢性淋巴结炎

一般的慢性淋巴结炎多有感染灶。在急性期感染，如足癣感染可致同侧腹股沟淋巴结肿大，或伴有红肿、热痛等急性期表现，或只有淋巴结肿大伴疼痛；急性期过后，淋巴结缩小，疼痛消失。慢性淋巴结炎的淋巴结肿大通常较小，为 $0.5 \sim 1.0$ cm，质地较软且多活动，而恶性淋巴瘤的淋巴结肿大具有大、丰满、质韧的特点，必要时可切除活检。

2. 淋巴结结核

淋巴结结核为特殊性慢性淋巴结炎，肿大的淋巴结以颈部多见，多伴有肺结核，如果伴有结核性全身中毒症状，如低热盗汗、消瘦乏力等，则与恶性淋巴瘤不易区别开来；淋巴结结核的淋巴结肿大，质较硬、表面不光滑质地不均匀，或因干酪样坏死而呈囊性，或与皮肤粘连，PPD 试验呈阳性反应。但要注意，有些恶性淋巴瘤患者患有结核病，可能是由于较长期抗肿瘤治疗，机体免疫力下降，从而罹患结核等疾患，因此临床上应提高警惕。凡病情发生改变时，应尽可能再次取得病理或细胞学证据，以免误诊误治。

3. 结节病

结节病多见于青少年及中年人，多侵及淋巴结，多处淋巴结肿大，常见于肺门淋巴结对称性肿大，或有气管旁及锁骨上淋巴结受累，淋巴结直径多在2cm 以内，质地一般较硬，也可伴有长期低热。结节病的确诊需取活检，可找到上皮样结节，结节病的 Kvein 试验有 90% 呈阳性反应，血管紧张素转换酶在结节病患者的淋巴结及血清中均升高。

4. 急性化脓性扁桃体炎

除有不同程度的发热外，扁桃体多双侧肿大，红、肿、痛且其上附有脓苔，扪之质地较软，炎症控制后扁桃体可缩小。而恶性淋巴瘤侵及扁桃体可双侧也可单侧肿大，也可不对称地肿大，扪之质地较硬韧，稍晚则累及周围组织，有可疑时可行扁桃体切除或活检行病理组织学检查。

5. 组织细胞性坏死性淋巴结炎

该病在中国多见，患者多为青壮年。临床表现为持续高热，但周围白细胞数不高，用抗生素治疗无效。酷似恶性网织细胞增生症，组织细胞性坏死性淋巴结炎的淋巴结肿大，以颈部多见，直径多在 1~2cm，质中或较软。不同于恶性淋巴瘤的淋巴结，组织细胞性坏死性淋巴结炎确诊需行淋巴结活检。本病经过数周后退热而愈。

6. 中央型肺癌侵犯纵隔、胸腺肿瘤

有时可与恶性淋巴瘤混淆，诊断依据肿块活检。

7. 与霍奇金淋巴瘤相鉴别

非霍奇金淋巴瘤的临床表现与霍奇金淋巴瘤十分相似，只有组织病理学检查才能将两者明确区别开来。

三、治疗

非霍奇金淋巴瘤的治疗目前崇尚个体化治疗。

四、护理

（一）患者的疾病对症护理

非霍奇金淋巴瘤的日常护理，患者发热时按发热护理常规执行。呼吸困难时，给予高流量氧气吸入，半卧位，适量镇静剂。骨骼浸润时要减少活动，防止外伤，发生病理性骨折时，根据骨折部位进行相应处理。

（二）患者的一些日常饮食护理

早期患者可适当活动，有发热、明显浸润症状时，应卧床休息，以减少消耗、保护机体。给予高热量、高蛋白、丰富维生素、易消化食物，多饮水，以增强机体对化疗、放疗的承受力，促进毒素排出，保持皮肤清洁，每日用温水擦洗，尤其要保护放疗照射区域皮肤，避免一切刺激因素，如日晒、冷热、各种消毒剂、肥皂、胶布等对皮肤的刺激，内衣选用吸水性强、柔软的棉织品，宜宽大。放疗、化疗时，应观察治疗效果及不良反应。

（三）非霍奇金淋巴瘤患者的健康指导

注意个人清洁卫生，做好保暖，预防各种感染。加强营养，提高抵抗力。遵医嘱坚持治疗，定期复诊。

（四）非霍奇金淋巴瘤的病情观察

观察全身症状如贫血、乏力、消瘦、盗汗、发热、皮肤瘙痒、肝脾肿大等。观察淋巴结肿大所累及范围大小。严密观察有无深部淋巴结肿大引起的压迫症状，如纵隔淋巴结肿大引起的咳嗽、呼吸困难、上腔静脉压迫症，腹膜后淋巴结肿大可压迫输尿管，引起肾盂积水。观察有无骨骼浸润，警惕病理性骨折、脊髓压迫症发生。

第二节　霍奇金淋巴瘤

霍奇金淋巴瘤（HL）是恶性淋巴瘤的一个独特类型。其特点为：临床上，病变往往从一个或一组淋巴结开始，逐渐由邻近的淋巴结向远处扩散；原发于结外淋巴组织的少见；瘤组织成分多样，但都含有一种独特的瘤巨细胞即 Reed – Sternberg 细胞（R – S 细胞）；R – S 细胞来源于 B 淋巴细胞。

一、病因

霍奇金淋巴瘤病因不明，可能与以下因素有关：细菌因素，环境因素，遗传因素和免疫因素。EB 病毒的病因研究最受关注，约 50% 患者的 RS 细胞中可检出 EB 病毒基因组片段。

二、诊断

霍奇金淋巴瘤（HL）主要侵犯淋巴系统，年轻人多见，早期临床进展缓慢，主要表现为浅表淋巴结肿大。与 NHL 病变的跳跃性发展不同，HL 病变沿淋巴结引流方向扩散。病变侵犯部位不同，临床表现也不同。

（一）症状

1. 初发症状与淋巴结肿大

慢性、进行性、无痛性浅表淋巴结肿大为最常见的首发症状，中国医学科学院肿瘤医院 5 101 例 HL 统计表明，HL 原发于淋巴结内的占 78.2%，原发于结外的占 20.2%。结内病变以颈部和膈上淋巴结肿大最为多见，其次见于腋下和腹股沟，其他部位较少受侵。有文献报道，首发于颈部的淋巴结者可达 60% ~80%。淋巴结触诊质韧、形态规则、边界清晰，早期可活动，晚期相互融合，少数与皮肤粘连，可出现破溃等表现；体积大小不等，大者直径可达数十厘米，有些患者淋巴结可随发热而增大，热退后缩小。根据病变累及部位的不同，相应淋巴结区会出现局部症状和压迫症状；结外病变则可出现累及器官的相应症状。

2. 全身症状

主要为发热、盗汗和体重减轻，其次为皮肤瘙痒和乏力。发热可以表现为不同形式，包括持续低热、不规则间歇性发热或偶尔高热，抗感染治疗多无效。约 15% 的 HL 患者表现为周期性发热，也称为 Murchison – Pel – Ebstein 热。其特点为：体温逐渐上升，于 38~40℃波动数天，不经治疗可逐渐降至正常。经过 10 天或更长时间的间歇期，体温再次上升，如此周而复始，并逐渐缩短间歇期。患者发热时周身不适、乏力和食欲减退，体温下降后立感轻快。盗汗、明显消瘦和皮肤瘙痒均为较常见的症状，瘙痒初见于局部，可逐渐发展至全身，开始轻度瘙痒，表皮脱落，皮肤增厚，严重时可因抓破皮肤引起感染和皮肤色素沉着。饮酒痛为另一特殊症状，即饮酒后出现肿瘤部位疼痛，常于饮酒后数分钟至几小时内发生，机制不清。

3. 压迫症状

深部淋巴结肿大，早期无明显症状，晚期多表现为相应的压迫症状：如纵隔淋巴结肿大，会压迫上腔静脉，引起上腔静脉压迫综合征；压迫食管和气管，引起吞咽受阻和呼吸困难；压迫喉返神经，引起麻痹声嘶等；侵犯肺和心包。腹腔淋巴结肿大，可挤压胃肠道，引起肠梗阻；压迫输尿管可引起肾盂积水，导致尿毒症。韦氏环（包括扁桃体、鼻咽部和舌根部）肿大，可有破溃或疼痛，影响进食、呼吸或出现鼻塞，肿块有一定硬度，常累及颈部淋巴结，抗炎治疗多无效。

4. 淋巴结外受累

原发结外淋巴瘤（PENL）由于受侵部位和器官不同，临床表现多样，并缺乏特异性症状、体征，容易误诊或漏诊。有人曾报 PENL 误诊率高达 50% ~ 60%，直接影响正确诊断与治疗，应引起足够重视。原发于结外的 HL 是否存在一直有争议，HL 结外受累率明显低于 NHL，以脾脏、肺脏等略多见。

（1）脾脏病变：脾原发性淋巴瘤非常少见，据统计其在全身所有恶性淋巴瘤中占不到 1%，且多为 NHL，临床诊断脾脏原发 HL 应十分小心，HL 脾脏受累较多见，约占 1/3。临床上判断 HL 是否累及脾脏，可依据查体及影像学检查，确诊往往要采用剖腹探查术和脾切除，但由于是有创操作，多数患者并不接受此方式，临床也较少采用。

（2）肝脏病变：首发于肝的 HL 极罕见，随病程进展，晚期侵犯肝者较多见，可出现黄疸、腹水。因肝脏病变常呈弥漫性，CT 检查常不易诊断；有时呈占位性病变，经肝穿刺活检或剖腹探查可确诊。临床表现为肝脏弥漫性肿大，质地中等硬度，少数可扪及结节，肝功检查多正常，严重者可有肝功异常。

（3）胃肠道病变：HL 仅占胃肠道 ML 的 1.5% 左右。其临床表现与胃肠道其他肿瘤无明显区别。病变多累及小肠和胃，其他如食管、结肠、直肠、胰腺等部位较少见。临床症状常为腹痛、腹部包块、呕吐、呕血、黑便等。胃 HL 可形成较大肿块，X 射线造影显示广泛的充盈缺损和巨大溃疡。与胃 HL 相比，小肠 HL 病程较短，症状也较明显，80% 表现为腹痛；晚期可有小肠梗阻表现，甚至发生肠穿孔和肠套叠。

（4）肺部病变：HL 累及肺部较 NHL 常见，以结节硬化型（NS）多见，女性和老年患者多见。病变多见于气管或主支气管周围淋巴结，原发 HL 累及肺实质或胸膜，病变压迫淋巴管或致静脉阻塞时可见胸腔积液。临床患者可表现为呼吸道和全身症状，如刺激性干咳、黏液痰、气促和胸闷、呼吸困难、胸痛、咯血，少数可出现声音嘶哑或上腔静脉综合征；约一半患者出现体重减轻、发热、盗汗等症状。由于肺 HL 形态多变，应注意与放射治疗及化疗所致的肺损伤，以及肺部感染区别开来。肺原发 HL 极少见。

（5）心脏病变：心脏受侵极罕见，但心包积液可由邻近纵隔 HL 直接浸润所致。可出现胸闷、气促、上腔静脉压迫综合征、心律失常及非特异性心电图等表现。

（6）皮肤损害：皮肤 HL 多继发于系统性疾病，原发者罕见。有报道 HL 合并皮肤侵犯的发生率为 0.5%，而原发性皮肤霍奇金淋巴瘤（PCHL）约占霍奇金淋巴瘤的 0.06%。HL 累及皮肤通常表明病变已进入第 IV 期，预后很差。而 PCHL 临床进展缓慢，一般不侵及内脏器官，预后相对较好。

（7）骨骼、骨髓病变：骨的 HL 甚少见，占 0%～5%。见于疾病进展期，血源性播散，或由局部淋巴结病变扩散到邻近骨骼。多见于胸椎、腰椎、骨盆，肋骨和颅骨次之，病变多为溶骨性改变。临床主要表现为骨骼疼痛，部分病例可有局部发热、肿胀或触及软组织肿块。HL 累及骨髓较 NHL 少见，文献报道为 9%～14%，但在尸检中可达 30%～50%。多部位穿刺可提高阳性率。

（8）神经系统病变：多见于 NHL，HL 少见。HL 引起中枢神经系统损害多发生在晚期，其中以脊髓压迫症最常见，也可有脑内病变。临床可表现为头痛、颅内压增高、癫痫样发作、脑神经麻痹等。

（9）泌尿系统病变：HL 较 NHL 少见。肾脏受侵多为双侧结节型浸润，可引起肾肿大、高血压及尿毒症。原发于膀胱病变也很少见。

（10）其他部位损害：少见部位还有扁桃体、鼻咽部、胸腺、前列腺、肾上腺等器官，而生殖系统恶性淋巴瘤几乎皆为 NHL。类脂质肾病的肾脏综合征是一种霍奇金淋巴瘤的少见表现，偶尔伴有免疫复合物沉积于肾小球，临床上表现为血尿、蛋白尿、低蛋白血症、高脂血症、水肿。

（二）体征

慢性、进行性、无痛性淋巴结肿大为主要体征。

（三）检查

1. 血液和骨髓检查

HL 常有轻或中等贫血，少数白细胞轻度或明显增加，伴中性粒细胞增多。约 1/5 患者嗜酸性粒细胞升高。骨髓被广泛浸润或发生脾功能亢进时，可有全血细胞减少。骨髓涂片找到 RS 细胞是 HL 骨髓浸润的依据。骨髓浸润大多由血源播散而来，骨髓穿刺涂片阳性率仅3%，但活检法可提高至9%～22%。

NHL白细胞数多正常，伴有淋巴细胞绝对和相对增多。晚期并发急性淋巴瘤细胞白血病时，可呈现白血病样血常规和骨髓象。

2. 化验检查

疾病活动期有血沉加快，血清乳酸脱氢酶活性增高。乳酸脱氢酶升高提示预后不良。血清碱性磷酸酶活力或血钙增加，提示骨骼累及。B细胞NHL可并发抗人球蛋白试验阳性或阴性的溶血性贫血，少数可出现单克隆IgG或IgM。必要时可行脑脊液的检查。

3. 彩超检查

浅表淋巴结的检查，腹腔、盆腔的淋巴结检查。

4. 胸部摄片检查

了解纵隔增宽、肺门增大、胸腔积液及肺部病灶情况。

5. 胸部、腹腔和盆腔的CT检查

胸部CT可确定纵隔与肺门淋巴结肿大。CT阳性符合率65%，阴性符合率92%。因为淋巴造影能显示结构破坏，而CT仅能根据淋巴结肿大程度来判断。但CT不仅能显示腹主动脉旁的淋巴结，还能显示淋巴结造影检查不到的脾门、肝门和肠系膜淋巴结等受累情况，同时还显示肝、脾、肾受累的情况，所以CT是腹部检查首选的方法。CT阴性而临床上怀疑时，才考虑做下肢淋巴造影。彩超检查准确性不及CT，重复性差，受肠气干扰较严重，但在无CT设备时仍是一种较好的检查方法。

6. 胸部、腹腔和盆腔的MRI检查

MRI检查只能查出单发或多发结节，难以发现弥漫浸润或粟粒样小病灶。一般认为，有两种以上影像诊断同时显示实质性占位病变，才能确定肝脾受累。

7. PET-CT检查

PET PET-CT检查是一种根据生化影像来进行肿瘤定性诊断的方法，可以显示淋巴瘤或淋巴瘤残留病灶。

8. 病理学检查

（1）淋巴结活检、印片：选取较大的淋巴结，完整地取出，避免挤压，切开后在玻片上做淋巴结印片，然后置固定液中。淋巴结印片wright's染色后做细胞病理形态学检查，固定的淋巴结经切片和 HE 染色后进行组织病理学检查。深部淋巴结可依靠 B 超或 CT 引导下细针穿刺涂片做细胞病理形态学检查。

（2）淋巴细胞分化抗原检测：测定淋巴瘤细胞免疫表型可以区分 B 细胞或 T 细胞免疫表型，NHL 大部分为 B 细胞性，还可根据细胞表面的分化抗原了解淋巴瘤细胞的成熟程度。

（3）染色体易位检查：有助于 NHL 分型诊断。t（14；18）是滤泡细胞淋巴瘤的标记，t（8；14）是 Burkitt 淋巴瘤的标记，t（11；14）是外套细胞淋巴瘤的标记，t（2；5）是 kH +（CD30 +）间变性大细胞淋巴瘤的标记，3q27 异常是弥漫性大细胞淋巴瘤的染色体标志。

（4）基因重排：确诊淋巴瘤有疑难者可应用 PCR 技术检测 T 细胞受体（TCR）基因重排和 B 细胞 H 链的基因重排，还可应用 PCR 技术检测 bcl－2 基因等为分型提供依据。

9. 剖腹探查

一般不易接受，但当必须为诊断及临床分期提供可靠依据时，如发热待查病例，临床高度怀疑为淋巴瘤，彩超发现有腹腔淋巴结肿大，但无浅表淋巴结或病灶可供活检的情况下，为肯定诊断。在准备单用扩大照射治疗 HL 前，为明确分期诊断，有时需要剖腹探查，在取淋巴结标本的同时切除脾做组织病理学检查。

（四）诊断

霍奇金淋巴瘤的诊断主要依靠淋巴结肿大的临床表现和组织活检结果。霍奇金淋巴瘤的诊断应包括病理诊断和临床分期诊断。

1. 结节性淋巴细胞为主型霍奇金淋巴瘤（NLPHL）病理诊断要点

（1）满足 HL 的基本标准，即散在大细胞＋反应性细胞背景。

（2）至少有一个典型的大结节。

（3）必须见到 L&H 细胞。

（4）背景中的细胞是小淋巴细胞和组织细胞，没有嗜中性和嗜酸粒细胞。

（5）L&LH 细胞总是呈 LCA +、CD20 +、CD15、CD30 -，L&H 细胞周围有大量 CD3 + 和 CD57 + 细胞围绕。

2. 经典型霍奇金淋巴瘤（CHL）病理诊断要点

（1）散在大细胞＋反应性细胞背景。

（2）大细胞（HRS细胞）：主要为典型RS细胞、单核型和多核型RS细胞。

（3）混合性反应性背景：中性粒细胞、嗜酸粒细胞、组织细胞和浆细胞等。

（4）弥漫性为主，可有结节样结构，但无硬化纤维带包绕和包膜增厚。

（5）HRS细胞总是呈CD30＋，多数呈CD15＋，少数呈CD20＋，极少出现EMA＋。

（6）绝大多数有EBV感染，即EBER＋和LMPI＋。

（五）鉴别诊断

1. 病理鉴别诊断

（1）结节性淋巴细胞为主型霍奇金淋巴瘤NLPHL与富于淋巴细胞型霍奇金淋巴瘤LRHL相鉴别。

LRHL有两种组织形式：结节性和弥漫性。当LRHL呈结节性生长时，很容易与NLPHL混淆。

（2）富于T细胞的B细胞淋巴瘤TCRBCL与结节性淋巴细胞为主型霍奇金淋巴瘤NLPHL相鉴别。

当NLPHL的结节明显时，鉴别很容易。根据现在WHO的标准，在弥漫性病变中只要找到一个具有典型NLPHL特征的结节就足以排除TCRBCL。但当结节不明显或完全呈弥漫性生长时，应与TCRBCL鉴别。

（3）生发中心进行性转化（PTGC）与结节性淋巴细胞为主型霍奇金淋巴瘤NLPHL相鉴别。

由于PTGC结节形态与NLPHL结节相似，二者也常出现在同一淋巴结，因此应做鉴别。PTGC是由于长期持续的淋巴滤泡增生而变大的，套区小淋巴细胞突破并进入生发中心，生发中心内原有的中心细胞和中心母细胞被分割挤压，但常能见到残留的生发中心细胞（CD10＋），没有L&H细胞。

（4）结节性淋巴细胞为主型霍奇金淋巴瘤NLPHL与经典型霍奇金淋巴瘤CHL相鉴别。

结节性淋巴细胞为主型与经典 HL 不同，NLPHL 的 RS 细胞为 CD45 + ，表达 B 细胞相关抗原（CD19、CD20、CD22、CD79）和上皮膜抗原，但不表达 CD15 和 CD30。应用常规技术处理，NLPHL 病例中免疫球蛋白通常为阴性。L&H 细胞也表达由 bcl - 6 基因编码的核蛋白质，这与正常生发中心的 B 细胞发育有关。

NLPHL 结节实际上是转化的滤泡或生发中心。结节中的小淋巴细胞是具有套区表型（IgM + 和 IgG + ）的多克隆 B 细胞和大量 T 细胞的混合物，很多 T 细胞为 CD57 + ，与正常或 PTGC 中的 T 细胞相似。NLPHL 中的 T 细胞含有显著增大的不规则细胞核，类似中心细胞，往往呈小灶性聚集，使滤泡呈破裂状或不规则轮廓。NLPHL 中的 T 细胞多聚集在肿瘤性 B 细胞周围，形成戒指状、玫瑰花结状或项圈状。尽管有几个报道表明，围绕爆米花样细胞周围的 T 细胞大多为 CD57 + ，但玫瑰花结中缺乏 CD57 + 细胞也不能否定 NLPHL 的诊断。在结节中，滤泡树突状细胞（FDC）组成了明显的中心性网。滤泡间区含有大量 T 细胞，当出现弥散区域时，背景淋巴细胞仍然主要是 T 细胞，但 FDC 网消失。Ig 和 TCR 基因为胚系，EBV 常阴性。但是，经典型霍奇金淋巴瘤常常没有这些特征，具体见表 5 - 1。

表 5 - 1　NLPHL 和 CHL 的形态学及免疫学特征比较

特征	CHL	NLPHL
形态	弥散性，滤泡间，结节性	结节性，至少部分结节性
肿瘤细胞	诊断性 RS 细胞，单核或腔隙细胞	淋巴细胞和（或）组织细胞或爆米花样细胞
背景细胞	组织细胞，嗜酸粒细胞，浆细胞	淋巴细胞，组织细胞
纤维化	常见	少见
CD20	- / +	+
CD15	+	-
CD30	+	-
EMA	-	-
EBV（在 RS 细胞中）	+ （<50%）	
背景淋巴细胞	T 细胞 > B 细胞	B 细胞 > T 细胞
CD57 +	细胞	
Ig 基因	重排的，克隆性，突变的，无活性	重排的，克隆性，突变的，活性的，功能性的

注：NLPHL：结节性淋巴细胞为主 HL；CHL：经典 HL。

2. 临床鉴别诊断

传染性单核细胞增多症（IM）是 EBV 的急性感染性疾病，起病急，突然出现头痛、咽痛、高热，接着淋巴结肿大伴压痛，血常规白细胞不升高，甚至有些偏低，外周血中可见异型淋巴细胞，EBV 抗体滴度可增高。患者就诊时病史多在 1～2 周，有该病史者发生 HL 的危险性增高 2～4 倍，病变中可出现 HRS 样的细胞、组织细胞等，可与 LRHL 和 MCHL 混淆，应当鉴别。IM 淋巴结以 T 区反应性增生为主，一般结构没有破坏，淋巴滤泡和淋巴窦可见，不形成结节样结构，没有纤维化。T 区和淋巴窦内有较多活化的淋巴细胞、免疫母细胞，有的甚至像单核型 RS 细胞，但呈 CD45 +（LCA）、CD20 +、CD15 -，部分细胞呈 CD30 +。如仍鉴别困难可进行短期随访，因 IM 是自限性疾病，病程一般不超过 1 个月。

三、治疗

目前，主要根据患者的病理分型、预后分组、分期来选择 HL 的治疗方法，同时还要考虑患者的一般状况等综合因素，甚至还要考虑经济、社会方面的因素，最终选择最理想的方案。综合治疗是治疗 HL 的发展方向。对中晚期 HL，单纯放疗疗效不理想，常以化疗为主，辅以放疗。复发性、难治性霍奇金淋巴瘤的治疗已较多考虑造血干细胞移植。

（一）早期霍奇金淋巴瘤的治疗

近年来，早期霍奇金淋巴瘤的治疗有较大进展，主要是用综合治疗代替以放疗为主的经典治疗。早期霍奇金淋巴瘤是指 Ⅰ、Ⅱ期患者，以往以放疗为主，国内外的经验均证明了其具有一定的有效性。近年来，国外大量研究表明，综合治疗（化疗＋受累野照射）可以提高无病生存率，大约提高 15%，但总生存率相似，预期可以明显减轻放疗的远期不良反应。因此，目前化疗结合受累野照射是治疗早期霍奇金淋巴瘤的基本方法。但国内尚没有大组病例的相关研究资料。

1. 放射治疗

（1）经典单纯放射治疗的原则和方法：早在 1950 年以后，60Co 远治疗机和高能加速器的出现，就解决了深部肿瘤的放射治疗问题，为根治侵犯纵隔、腹膜后淋巴结的霍奇金淋巴瘤提供了技术设备条件。该病沿着淋巴结蔓延，扩大野照射解决了根治治疗的方式方法的问题。对于初治的早期患者来说，行扩大野照射，扩大区 DT 30～36Gy，受累区 DT 36～44Gy，就可以获得满意疗效，5 年总生存率80%～90%，这是单纯放疗给患者带来的利益。

扩大野照射的方法包括斗篷野、锄形野、倒 Y 野照射，以及组合产生的次全淋巴区照射和全淋巴区照射等放疗方法。特点是照射面积大，疗效可靠，近期毒性不良反应可以接受。因此，对于有化疗禁忌证以及拒绝化疗的患者，还是可以选择单纯放疗。

（2）单纯放疗的远期毒性不良反应：人们对单纯放疗的优缺点进行了较长时间的研究，发现随着生存率的提高、生存时间的延长，单纯放疗的缺点也逐渐显现，主要是放疗后的不良反应，特别是远期不良反应，如肺纤维化，心包积液或胸腔积液，心肌梗死，第二肿瘤的发生（乳腺癌、肺癌、消化道癌等）。Stanford 报道了 PS Ⅰ A～Ⅲ B 期治疗后死亡病例的分析情况，总的放疗或化疗死亡率为 32.8%（107/326），死亡原因如下：① 死于 HL，占41%。② 死于第二肿瘤，占 26%。③ 死于心血管病，占 16%。④ 其他原因死亡，占 17%。可见有 59% 的患者不是死于 HL 复发，而是死于其他疾病，这些疾病的发生与先前高剂量、大面积的放疗相关。VanLeeuwen 等的研究发现，第二肿瘤的发生与患者治疗后存活时间和接受治疗时的年龄有关。患者治疗后存活时间越长，接受治疗时年龄越小，第二肿瘤的发病危险性越大。

（3）放疗、化疗远期并发症的预防：国外对预防放疗、化疗远期并发症已经有了一定研究，并制订了两级预防的措施。

初级预防：① 限制放射治疗的放射野和剂量。② 先行化疗的联合治疗模式。③ 避免用烷化剂和 VP－16。④ 避免不必要的维持化疗。⑤ 对于使用博来霉素的患者，应监护其肺功能。

二级预防：① 停止吸烟。② 放疗后 5～7 年内行常规乳腺摄片。③ 限制日光暴露。④ 避免引起甲状腺功能低下的化学药物。⑤ 有规律的体育运动。⑥注意肥胖问题。⑦ 心脏病预防饮食。

2. 综合治疗

（1）综合治疗的原则：先进行化疗，选用一线联合方案，然后行受累野照射。但要根据患者的预后情况确定化疗的周期数和放疗剂量。

A 预后好的早期霍奇金淋巴瘤：指临床 Ⅰ ～ Ⅱ 期，没有不良预后因素者。选用一线联合化疗方案 2 ～ 4 周期，然后行受累野照射，剂量为 20 ～ 36Gy。而早期结节性淋巴细胞为主型 HL 可以采用单纯受累野照射。

B. 预后不好的早期霍奇金淋巴瘤：指临床 Ⅰ ～ Ⅱ 期，具有 1 个或 1 个以上不良预后因素的患者。选用一线联合化疗方案治疗 4 ～ 6 周期，然后受累野照射 30 ～ 40Gy。

（2）综合治疗和经典单纯放疗的比较：尽管单纯放疗可以治愈早期霍奇金淋巴瘤，疗效满意，但其远期并发症是降低患者生活质量和增加死亡率的重要问题。常规化疗的远期毒性不良反应较放疗轻，因此有人提出化疗后减少放疗面积和剂量，以减少远期并发症的发生，结合两者的优点进行综合治疗。最近 30 年大量的临床研究已证明，综合治疗模式可以代替单纯放疗治疗早期霍奇金淋巴瘤。

（二）进展期、复发性、难治性霍奇金淋巴瘤的治疗

1. 进展期 HL 的治疗

进展期患者成为复发性和难治性 HL 的风险因素：进展期（Ⅲ、Ⅳ期）的 HL 患者，疗效不如早期患者，更容易变为复发性和难治性的患者。20 世纪 90 年代，哥伦比亚研究机构对 711 例 HL 患者进行了研究，发现虽然进展期患者复发率和难治性发生率较早期患者高，但有七个风险因素对预后影响明显，包括：男性，年龄 >45 岁，Ⅳ期，血红蛋白 <105g/L，白细胞计数 $> 15 \times 10^9$/L，淋巴细胞计数 $< 0.6 \times 10^9$/L 或淋巴细胞分类 <8%，血浆蛋白 <40g/L。其中，存在 0 ～ 1 个风险因素的进展期患者成为复发性和难治性 HL 患者的概率小于 20%，而有四个或更多风险因素的进展期患者成为复发性和难治性 HL 患者的概率大于 50%。

2. 复发性和难治性霍奇金淋巴瘤

（1）定义和预后：1990 年以后，霍奇金淋巴瘤经一线治疗，有 80% 的患者能治愈，所以对于 HL 的临床研究主要集中在复发性和难治性 HL。有专家提出难治性 HL 的定义为：在初治时淋巴瘤进展，或者虽然治疗还在进行，但是通过活组织检查已经证实肿瘤的存在和进展。复发性 HL 的定义为：诱导治疗后，

疗效达到完全缓解（CR）至少 1 个月以后复发的 HL。哥伦比亚研究机构对 701 例 HL 患者进行了标准治疗，214 例为早期患者，其中有 6 例复发，460 例进展期患者中 87 例复发，34 例为难治性 HL。可见，复发性和难治性 HL 主要集中在进展期的患者。

经联合化疗达到完全缓解后复发有两种情况：① 经联合化疗，达到完全缓解，但缓解期 <1 年，即早期复发；② 联合化疗达到完全缓解，缓解期 >1 年，即晚期复发。有报道早期复发和晚期复发的 20 年存活率分别为 11% 和 22%，晚期复发者约 40%，可以使用常规剂量化疗而达到治愈。难治性 HL 预后最差，长期无病存活率在 0% ~10%。GHSG 最近提出了难治性患者的预后因素：KPS 评分高的、一线治疗后有短暂缓解的、年龄较小患者的五年总存活率为 55%，而年龄较大的、全身状况差且没有达到缓解的患者五年总存活率为 0。复发和难治的主要原因是难以克服的耐药性、肿瘤负荷大、全身情况和免疫功能差等。

（2）复发性和难治性霍奇金淋巴瘤的挽救治疗：解救治疗的疗效与患者年龄、复发部位、复发时疾病严重程度、缓解持续时间和 B 症状有关。

① 放疗缓解后复发病例的解救治疗：对于首程仅用放疗的难治或复发性病例，应该给予 ABVD 方案解救化疗，一般为疗程为完全缓解后巩固两周期（6 ~ 8 周期）。对于在原发灶以外区域复发的病例，可以考虑加用放疗。如果能够达到完全缓解，则进入随访期。如仍不能达到完全缓解，则考虑行自体造血干细胞移植。NCI 长期随访资料表明，用放疗达完全缓解后复发的患者经解救化疗，有 90% 可能达到第二次完全缓解，有 70% 以上可长期无病生存，疗效与初治病例相似。

② 解救放疗（SRT）：对于首程治疗未用放疗的复发患者，若无全身症状，或仅有单个孤立淋巴结区病变及照射野外复发的患者，可以考虑 SRT 治疗。解救放疗对化疗失败后 HL 患者的局部病灶效果好，长期缓解率高。对于不适合大剂量化疗和自体干细胞移植的患者，解救放疗仍是一个很好的选择。

③ 复发性和难治性霍奇金淋巴瘤的解救方案：目前尚不能确定复发性和难治性 HL 的多种解救方案中，哪个解救方案更好。有报道称 Mini – BEAM 方案（卡莫司汀、依托泊苷、阿糖胞苷、苯丙氨酸氮芥）反应率为 84%，Dexa – BEAM 方案（地塞米松、卡莫司汀、依托泊苷、阿糖胞苷、苯丙氨酸氮芥）反

应率为 81%，DHAP 方案（顺铂、大剂量阿糖胞苷、地塞米松）反应率为 89%。Mini - BEAM 方案的疗效肯定，但是此方案影响干细胞动员，一般在 HDC/HSCT 之前要进行最低限度的标准剂量化疗，其原因是安排干细胞采集和移植之前要使淋巴瘤得到控制；促进有效外周血干细胞的采集。Koln 研究组认为，在应用大剂量化疗前，使用标准剂量的解救方案疗效最佳，如在大剂量 BEAM 化疗前，应用 3～4 个疗程 Dexa - BEAM。其他常用的药物包括依托泊苷、铂化物和异环磷酰胺，这些药物既有抗 HL 疗效，又具有较好的干细胞动员效果。

（三）大剂量化疗和放疗加造血干细胞移植（HDC/HSCT）在治疗霍奇金淋巴瘤中的应用

1. HDC/HSCT 的必要性、有效性和安全性

霍奇金淋巴瘤经标准的联合化疗、放疗可获良好疗效，5 年生存率已达 70%，有 50% 的中晚期患者也可获长期缓解。但仍有部分患者经标准治疗不能达到完全缓解，或治疗缓解后很快复发，预后不佳。

现代观点认为，霍奇金淋巴瘤首次缓解时间的长短至关重要。如 > 12 个月，接受常规挽救性方案治疗后可再次获得缓解；如 < 12 个月，则再次缓解的概率大大下降。美国国立肿瘤研究所（NCI）的一项长期随访发现，初次缓解时间长的复发患者，有 85% 可获再次缓解，24% 存活 11 年以上；而首次缓解时间短的复发患者，仅有 49% 获得再次缓解，11% 存活 11 年。其他一些研究中初治不能缓解或短期复发者几乎无长期无病生存，实际生存率为 0%～8%。

另外，难以获得满意疗效的患者，其不良预后因素包括年龄 ≥50 岁，大包块（肿瘤最大直径 ≥患者的 30%，其生存率明显下降，10cm，或巨大纵隔肿块），B 组症状，ESR ≥30mm/h（伴有 B 组症状）或 ESR ≥50mm/h（不伴有 B 组症状），3 个以上部位受侵，病理为淋巴细胞消减型和混合细胞型，Ⅲ、Ⅳ 期患者。经过几十年的努力，自体造血干细胞移植结合大剂量化疗、放疗治疗技术已经成熟，其安全性和有效性已经被临床医师接受。

目前，主要希望通过这一疗法改善那些初治难以缓解和复发（特别是首次复发）患者的预后状况。大约有 25% 的中晚期患者初治时不能达到缓解，强烈治疗结合造血干细胞移植的疗效优于常规挽救治疗。Chopra 等报道，使用造血

干细胞移植技术治疗了 46 例难以缓解的患者，8 年无病生存率为 33%，其他研究结果为 27% ~42%；同法治疗复发（缓解期 <12 个月）患者疗效也优于常规解救化疗，8 年无病生存率是 43%；而其他研究组的无病生存率为 32% ~56%。

另一前瞻性研究的结果证明，强烈治疗结合造血干细胞移植的疗效优于常规治疗，此研究中高剂量 BEAM（BCNU，VP16，Ara – C，Mel）组与常规剂量 BEAM 组比较，3 年无病生存率分别为 53% 和 0%。还有一项随机研究对比了 Dexa – BEAM 方案与 HDT/HSCT 方案，HDT/SCT 方案的无治疗失败生存率（FF – TE）为 55%，Dexa – BEAM 方案为 34%。对多种方案均无效或耐药的难治性 HL 患者，HDC/HSCT 提供了几乎是最后的治疗机会，故认为 HDC/HSCT 是复发和耐药霍奇金淋巴瘤患者标准解救治疗的手段。

2. 自体骨髓移植（ABMT）与自体外周血干细胞移植（APBSCT）

造血干细胞移植最初是从 ABMT 开始的。Chopra 等报道，155 例原发难治性或复发性 HL 患者接受高剂量 BEAM 化疗后进行自体骨髓移植，5 年 PFS 为 50%，OS 为 55%。Lumley 等使用相似的预处理方案对 35 例患者进行骨髓移植，EFS 为 74%。

近年来，APBSCT 已逐渐代替 ABMT，因外周血干细胞的采集已变得较为容易；采集过程痛苦较轻，可避免全身麻醉；可以门诊进行干细胞的采集；造血重建和免疫重建较 ABMT 快；采集的费用降低，降低了住院移植的费用；适用于以前进行过盆腔照射和骨髓受侵的患者。意大利一研究组报道了 92 例 HL 患者进行 APBSCT 的多中心研究结果，有 90% 完成了 HDC 方案，5 例发生移植相关死亡，6 例出现继发性的恶性疾病，5 年 EFS 和 OS 分别为 53%、64%。首次复发者疗效最好，5 年 EFS 和 OS 分别为 63% 和 77%。难治性 HL 结果最差，5 年 EFS 和 OS 分别为 33% 和 36%。美国 Argiris 等对 40 例复发性或难治性 HL 患者进行了 HD – BEAM/APBSCT，其中 37 例达到完全缓解，3 年 EFS 69%，3 年 OS 77%。无论是 ABMT 还是 APBSCT，其总生存率相似，A R perry 报道两者的 3 年总生存率分别为 78.2% 和 69.6%；无进展生存率分别为 58.1% 和 59.4%，均无显著差别。两者的区别主要在方便程度、造血重建、免疫重建等方面，APBSCT 较 ABMT 更有优势。

首次复发的 HL 是否应采用自体造血干细胞移植尚存争议，特别是仅未照射的淋巴结复发及初治达完全缓解持续 1 年以上复发者。前者经扩大范围的照射治疗，加或不加用化疗，有 40%～50% 的患者仍可再次达到治愈；而后者应用非交叉方案再次进行化疗，可加或不加放疗，也有 20%～40% 患者达到治愈。很多研究表明，首次复发的 HL 患者采用 HDC/ASCT 疗法，长期生存率可以达到 90%。GHSG 的研究表明，HDC/ASCT 对 HL 复发患者疗效很好，可提高长期生存率。复发者包括：初次化疗达到完全缓解状态，但 1 年以内复发者；复发时伴有 B 症状者；结外复发者；照射过的淋巴结复发者。

复发性和难治性 HL 患者进行自体干细胞移植时，应注意如下情况：① 经检查，确认骨髓中无肿瘤细胞侵犯时，才可采集干细胞。② 化疗次数越多，患者采集干细胞成功的可能性越低，尤其是在应用细胞毒性药物的时候。③ 新移植患者获得较完善的造血重建需要一个较长的过程，故移植后一段时间内不应该化疗，移植后可根据患者情况行放射治疗。④ 移植时肿块越小，预后越好，完全缓解后再进行移植治疗的预后最好。

3. 异基因造血干细胞移植

（1）清髓性异基因造血干细胞移植在复发性和难治性 HL 治疗中的应用：异基因造血干细胞移植治疗难治性霍奇金淋巴瘤的疗效似乎优于自体造血干细胞移植，其优点是输入的造血干细胞不含肿瘤细胞，移植物抗淋巴瘤效应可降低复发率。很多研究都证明异基因移植的移植相关死亡率高，同胞间移植的移植相关死亡率为 20%～30%，主要死因为感染、肺毒性和 GVHD，抵消了异体移植复发率低的优点，而且治疗费用昂贵，配型困难，故一般霍奇金淋巴瘤治疗中采用者较少。

无关供者移植和单倍体移植的移植相关死亡率更高。国际骨髓移植注册处（IBMTR）和欧洲外周血及骨髓移植组（EBMT）研究表明，进行异基因造血干细胞移植的 HL 患者，治疗相关死亡率高达 60%。去除 T 细胞的异基因移植可以降低死亡率，但这样又会增加复发率和植入失败率。目前，自体外周血干细胞移植是治疗 HL 的首选方法，而异基因造血干细胞移植仍然应用较少，主要用于如下情况：① 患者因各种原因缺乏足够的干细胞进行自体移植。② 患者具有较小病变，病情稳定但骨髓持续浸润。③ ASCT 后复发的患者。

（2）非清髓异基因外周血干细胞移植（NST）或小移植：NST 是对传统异

基因造血干细胞移植的一个改良，但这方面报道例数少，随访时间短，患者条件、GVHD 的预防、患者与供者之间组织相容性不同，产生的结果也不同。NST 的预处理会形成充分的免疫抑制和适当的骨髓抑制，允许供者和受者造血细胞共存，形成嵌合体，但最终被供者细胞代替。Carella 等提出，NST 免疫抑制预处理方案包括一个嘌呤类似物（如氟达拉滨）和一个烷化剂（如环磷酰胺或苯丙氨酸氮芥）。欧洲骨髓移植组（EBMT）收集了 94 例接受 NST 治疗的 HI 病例，大部分患者接受的是同一家族的 HI 相同供者提供的造血干细胞，有 10 例接受的是无关供者或不匹配的供者的干细胞。有 80 例患者 4 年 OS 为 50%，PFS 39%，治疗相关死亡率 20%，4 年复发率为 50%。Paolo 等治疗了 58 例难治复发性 HL，其中有 83% 是 ASCIT 失败的患者，有 33 例采用了无关供者。结果 100 天和 2 年移植相关死亡率分别是 7%、15%，与采用无关供者无关。100 天急性 GVHD（Ⅱ～Ⅳ度）的发生率为 28%，慢性 GVHD 的发生率为 73%，预期 2 年 OS 和 PFS 分别为 64%（49%～76%）、32%（20%～45%），2 年疾病进展或复发率为 55%（43%～70%）。

从 EBMT 和其他机构的研究可以看出，NST 的移植相关死亡率较低，总生存率提高，NST 拓宽了恶性淋巴瘤患者异基因移植的适应证，特别是对一些惰性的类型。与 HDT/HSCT 比较，NST 预处理的强度较低，使用药物的细胞毒性是否充分达到异基因 T 细胞控制残留肿瘤细胞寿命的水平尚不确定，而且 NST 的严重感染发生率和慢性 GVHD 发生率并未降低，故对难治性 HL，NST 的应用仍有一定限制。治疗 HL 还需要大样本和长期随访的临床研究，以确定 NST 的最佳时机、最佳适合人群、最佳预处理方案以及最佳 GVHD 的预防；需要与 HDT/ASCT 进行大样本及长时间、多中心、前瞻性的比较，才能确定 NST 治疗 HL 的效果。

4. 小结

造血干细胞移植疗法为复发难治性霍奇金淋巴瘤病例提供了重要方法，获得了明显的疗效。其中，自体造血干细胞移植的应用更为成功。异基因造血干细胞移植虽然复发率略低于自体造血干细胞移植，但移植相关死亡率较高、供者困难、费用高，抵消了其优点。目前，非清髓异基因外周血干细胞移植还在研究之中。

（四）靶向治疗

靶向治疗是近些年来发展迅速的新型治疗方法，目前研究较多的包括抗体治疗（单抗或多抗），肿瘤疫苗（DNA疫苗和细胞疫苗），反义核酸，特异性配体携带治疗物（抗肿瘤药物、免疫毒素、放射性核素）等。现在较为成熟的治疗方法是单克隆抗体治疗，抗CD20单抗治疗CD20阳性的B细胞淋巴瘤取得较大成功，在惰性NHL中单药治疗可达到50%的缓解率；对淋巴细胞为主型霍奇金淋巴瘤，CD20单抗也有尝试，反应率可达到50%或更好。这种治疗方法毒性小，与其他方案联合使用可提高疗效。其原理可能是在经典型HL损伤中，浸润B淋巴细胞在体内促进HRS细胞生存，并调节细胞因子和趋化因子的表达。CD20在经典HL恶性细胞的表达占25%~30%，而在LPHL中100%表达，所以使用抗CD20单克隆抗体治疗这类患者应该有效。NLPHL没有经典HL典型的HRS细胞，也不表达CD30和CD15，但是却像HL那样具有明显的炎症背景，表达CD20标记，也有人尝试应用不良反应相对较好的抗CD20单抗治疗本病。2002年，德国HL研究组报道Rituximab单药治疗12例NLPHL，主要为复发病例，结果CR 7例，PR 5例，OR 100%，9例持续缓解时间9~12个月。2003年，Bradley等报道用Rituximab单药治疗22例NLPHL，其中10例复发病例，10例为初治病例，结果100%缓解，CR 9例，CRU 1例，PR 12例，中位随访时间13个月，9例中位复发时间为9个月，预期无复发生存时间10.3个月。

四、护理

（一）基础护理

积极预防口腔、皮肤、呼吸道及肠道感染的发生，加强口腔及皮肤的护理，保持病室环境清洁、舒适，经常通风，限制探视人数，严格无菌操作，保持皮肤清洁，定时测体温，预防感染的发生。

（二）饮食护理

嘱患者加强营养，进食高热量、高蛋白、丰富维生素、易消化饮食，多饮水，避免进食油炸、生冷、油腻及容易胀气的食物。

（三）休息与活动

指导患者保持充足的睡眠与休息，早期患者可适当活动，有发热、明显浸润症状时应卧床休息，以减少消耗，胸闷、气促者应遵医嘱给予抗生素、激素治疗及氧气吸入，并根据病人病情采取舒适体位。

（四）心理护理

做好家属和患者的心理护理，告知患者淋巴瘤是可以治愈的疾病，消除恐惧感，提高治愈信心，使患者积极主动配合治疗。

（五）放、化疗观察与护理

1. 放疗期间应注意观察患者皮肤及黏膜的反应，若出现皮肤发红、瘙痒等不适应，及时给予处理。

2. 化疗期间应注意保护患者的血管，防止化疗药物外渗损伤皮肤。化疗前要做好患者的心理疏导，化疗期间要注意观察化疗药物的不良反应，及时发现及时处理。

（六）淋巴结肿大的护理

1. 纵隔淋巴结受累时，根据患者的情况采取舒适卧位，呼吸困难时取半卧位，并给予高流量氧气吸入。床旁备气管切开包。

2. 咽淋巴结病变时，鼓励患者进食流质饮食，对于严重吞咽困难的患者，给予鼻饲饮食。对于鼻塞的患者经口呼吸，应注意保护口腔黏膜。

第六章 风湿免疫科疾病的护理

第一节 白塞病

一、诊疗过程中的临床护理

（一）入院时

1. 护理评估　患者有反复口腔溃疡、反复外阴溃疡、结节性红斑等白塞病的典型皮肤损伤表现，同时因为口腔溃疡，进食困难。

2. 护理思维与实施方案

（1）皮肤损伤：反复口腔、外阴溃疡，结节性红斑。

① 护理目标：避免口腔黏膜溃疡面积增大、溃疡增多，促进溃疡愈合。

② 护理措施

a. 动态观察：每班观察溃疡数目、大小、颜色、有无渗出，严密监测患者的生命体征。护士应及时与医生沟通患者的溃疡情况。

b. 保持室内空气新鲜、流通。

c. 患者口腔黏膜溃疡，疼痛剧烈，张口、进食困难，除给予糖皮质激素、抗生素治疗外，还给予碘甘油外擦，一日三次。

d. 饮食：口腔溃疡患者要注意口腔卫生，少吃烟熏、腌制、烧烤、油炸等食物，不吃酸辣刺激食物及热性食物，如生姜、大蒜等。进食时应减少对溃疡的摩擦和刺激，应讲究营养，均衡饮食，多吃新鲜蔬菜水果，溃疡发作期还要注意少食多餐，不可因为疼痛而少吃甚至不吃。

e. 口腔护理：护理人员应适时评估患者的口腔卫生情况、口腔黏膜情况等，对有溃疡者，禁止使用牙刷，以防进一步损伤口腔黏膜，可以改用消毒棉球，嘱患者饭后用漱口液漱口，漱口液每次含漱至少 90 秒。鼓励患者多饮水，经常湿润口腔，避免口腔干燥。口腔溃疡疼痛不能进食者，用 20% 利多卡因含漱或用 1% 地卡因小量局部喷雾，以缓解口腔溃疡疼痛引起的进食困难。对溃疡局部用药时，先进行口腔清洁，除去口腔内残渣污物，使药物更好地发挥作用。局部涂抹药物困难者，用喷洒药粉器将药物喷洒到口腔内，以达到治疗的目的。白塞病的口腔溃疡为痛性溃疡，漱口是预防和治疗口腔溃疡最为简便和有效的方法。口腔 pH 正常值为 6.5~7.1，漱口时常规用中性的 1∶5 000 呋喃西林溶液，分别于清晨、饭前、饭后、睡前进行。口腔 pH 值与菌群种类有关，偏碱时易出现细菌感染，可用 1∶5 000 呋喃西林液漱口；偏酸时易合并真菌感染，如真菌感染可用 1%~4% 碳酸氢钠漱口液，如发生感染，应增加漱口的次数，并选用不同 PH 值的漱口液。监测口腔 PH 值的变化有助于早期发现感染，指导选用合适的漱口液。

f. 会阴部溃疡，行生理盐水清洗后涂溃疡粉，每日三次，保持局部皮肤清洁，使用全棉内衣，不宜穿化纤类衣服。

（2）疼痛：口腔、外阴溃疡。

① 护理目标：评估疼痛性质、部位、范围、程度，给予及时、有效、合理的干预，使患者疼痛逐渐减轻。

② 护理措施

a. 正确评估患者疼痛的性质和程度，了解病情的进展情况。护士应将对患者溃疡疼痛的评估列入每天的护理工作中，作为病情观察的常规内容。可以采用数字分级法对患者进行疼痛程度评估。当患者疼痛评分为 1~3 分时，表示有轻度疼痛；4~6 分时，表示有中度疼痛；7~10 分时，表示患者为重度疼痛。

b. 当疼痛为轻度疼痛时，护士可指导患者采取一些非药物性缓解疼痛的方法来减轻疼痛，比如：指导患者收听广播、听音乐、看电视或者与其沟通、交流，以分散其注意力，从而缓解疼痛。必要时与医生进行沟通。也可征求患者的同意，给予冰盐水漱口，以缓解疼痛。

c. 当疼痛为中、重度疼痛，影响患者休息、睡眠时，护士应及时遵医嘱给予患者药物镇痛处理。常用镇痛药物为双氯芬酸钠栓 50mg 塞肛。使用后，护士询问患者疼痛是否减轻，判断药物是否发挥镇痛作用。

d. 指导并协助患者卧床休息，协助其取舒适体位，如半卧位、平卧位双腿稍分开等。护士应尽量满足其生活上的需要，落实各项基础护理工作。在护理患者时，观察到病房内如果不安静，患者就会出现痛苦的表情，因此护士要注意保持病房内安静，减少探视人员，做到关门轻、走路轻、讲话轻、操作轻。

e. 口腔溃疡严重时，应以流食或半流食为宜，以免损害创面。患者口腔溃疡期间，饮食总的原则为宜清淡，禁辛辣温燥、肥甘油腻食物，禁烟酒，多食绿豆、西瓜、冬瓜及新鲜蔬菜、水果，少量多餐，花样多变，不食用牛、羊、狗、驴肉、生葱、生蒜、生姜和辣椒等辛辣刺激食品。

f. 关心、安慰患者，消除患者的紧张、烦躁情绪。

（3）潜在营养不良：口腔、外阴溃疡，进食困难。

① 护理目标：使患者遵循营养治疗计划，保证各种营养物质的摄入，逐步改善营养状况，体重不再下降，各项营养监测指标达到正常。

② 护理措施

a. 护士应主动对患者进行营养状态的评估，根据患者的病情，采取合适的营养评估方法。体重减少是营养不良最重要的指标之一，其主要原因在于患者口腔溃疡，进食疼痛，患者不愿进食，最终导致患者体重减轻，潜在营养不良，故每日应测量患者体重、每周测量肱三头肌皮褶厚度，遵医嘱定时监测血浆前蛋白数值。

b. 指导患者进食高热量、高蛋白、高维生素饮食，饮食应温凉、清淡，对辛辣温燥、肥甘油腻及烟酒应严加节制。必要时改为流质饮食或使用吸管。鼓励患者多进食，可采取少量多餐的方式补充足够营养。

（二）住院过程中

1. 护理评估　患者时有头昏，住院第9天行颅脑增强MRI检查，发现垂体体积增大，由于对疾病相关知识缺乏了解及合并有垂体腺瘤，故患者产生了焦虑、恐惧等负性心理情绪。

2. 护理思维与实施方案

（1）头晕

① 护理目标：保证患者安全，促进活动耐力恢复，预防跌倒的发生。

② 护理措施

a. 患者头昏主要与枕大池区域蛛网膜囊肿及左侧上颌窦黏膜肥厚、右侧下鼻甲肥大有关，遵医嘱请相应专科会诊，并按照会诊意见执行对症处理。

b. 患者发热、口腔溃疡不能进食，导致营养轻度不良，也会引起头晕，因此指导患者进食高热量、高维生素、高蛋白清淡饮食，防止营养不良或加重头晕。

c. 做好安全防范，将床栏拉上，防止坠床，保持地面干燥，防止跌倒。起床时应缓慢，在床边先坐起停留片刻，无不适后再缓慢站起。

d. 指导患者头昏发作期要卧床休息，保持室内光线柔和，避免强光刺激，护士做各项操作时动作要轻柔。

e. 告知患者尽量减少单独外出的机会，必要时需要家属或医护人员陪伴。

（2）药物相关知识缺乏

① 护理目标：让患者及家属了解所用药物的相关知识及注意事项，积极配合治疗。

② 护理措施

a. 沙利度胺：指导餐后服用，服用本品可能会引起外周神经病变，早期有手足麻木、麻刺感或灼烧样痛感，出现上述情况应及时告知医师。

b. 糖皮质激素：指导患者严格按照医嘱用药，不可随意停药或加减量，防止反跳发生。保持个人卫生，预防感染的发生。

c. 白芍总苷：服用后会导致腹泻，在服药过程中应观察大便，如腹泻症状较重，及时通知医生。

d. 阿法骨化醇：一般无不良反应，但长期大剂量服用或肾损害患者可能会出现恶心、头昏、皮疹、便秘、厌食、呕吐、腹痛等高血钙征象。

e. 指导患者定期复查血常规、肝肾功能，防止不良反应的发生。

（3）负性心理

① 护理目标：解除患者的焦虑、恐惧状态，树立战胜疾病的信心，增强治疗依从性。

② 护理措施

a. 对患者热情相待，建立良好的护患关系，增进情感上的交流，了解患者的病情、思想顾虑，以及有无学习、生活、经济、情感上的压力与问题，找到解决这些问题的方法，并鼓励患者尝试解决问题。

b. 用通俗易懂的语言向患者介绍疾病的病因、临床表现、并发症、诊疗方法，以及预后等相关知识，使患者正确面对自身的病情，消除对疾病的恐惧和忧虑，积极配合治疗和护理。

c. 帮助患者学会自我调节，学会应对不良生活事件、缓解负性情绪的技巧和方法，如：制怒法、松弛疗法、放松训练等。鼓励患者以良好的情绪、健康的心态接受治疗。

d. 使患者亲属对疾病与心理治疗的方法有所了解，协助参与认知、情绪、行为干预、治疗监控等过程，为患者康复营造良好的情感环境。

e. 协助医生请相关科室医生会诊垂体腺瘤，帮助患者咨询其垂体腺瘤的治疗及保健方法。经会诊，医生建议其垂体腺瘤暂时不做处理，开展动态监测。

（三）出院前

1. 诊疗情况　患者精神、睡眠、食欲一般，大小便正常，未诉特殊不适。查体：生命体征正常，心、肺、腹未见明显阳性体征，四肢肌力肌张力正常，双下肢小腿伸侧可见散在色素沉着，无关节压痛。患者经过两周的治疗，病情基本稳定，要求出院。

2. 护理评估　出院前，患者生命体征平稳，精神、睡眠、食欲一般，大小便正常，未诉特殊不适。查体：生命体征正常，心肺腹未见明显阳性体征，四肢肌力、肌张力正常，双下肢小腿伸侧可见散在色素沉着，无关节压痛。

3. 护理思维与实施方案

（1）做好出院前健康教育：促进患者进入缓解期并维持。

① 护理目标：使患者及家属掌握出院后的健康相关知识，促进疾病缓解，避免疾病复发。

② 护理措施

a. 告知患者及家属引起白塞病复发的相关因素，比如：饮食、感染、精神心理因素，以及维持治疗等，使患者及家属熟知，并能自觉避免不良因素对疾病的影响。

b. 指导患者及家属做好饮食健康管理：白塞病患者日常饮食宜清淡，对辛辣温燥、肥甘油腻及烟酒应严加节制。多吃猪肉、鸡肉、鸡蛋、豆制品、绿叶蔬菜、豆浆、萝卜、莲藕、苹果、西瓜、冬瓜、番茄、红豆粥等。在溃疡发作期应少食多餐，进半流质，千万不能因为怕痛而少吃甚至不吃。

c. 告知患者要长期检查治疗，不得自行停药，加减药物剂量。

d. 加强个人卫生，指导患者饭后漱口，保持外阴清洁，避免长时间看电视及电脑，以免眼部溃疡。

e. 指导患者定期来院复查血常规、肝功能、电解质等。

二、护理评价

患者因白塞病入院，住院期间，病情逐步缓解，没有发生严重并发症；出院时，已掌握了出院后的各项注意事项。从入院到病情缓解出院，实施了一系列个性化的护理措施。入院时明确了病情观察的重点，及时为患者解决口腔、会阴部溃疡以及溃疡处疼痛，为其提供了生活上的照顾。住院期间，为患者实施了各种基础护理，使其克服了生理上的不适，特别是经常与患者沟通，讲解疾病相关知识，增强了患者战胜疾病的信心，患者病情逐渐好转，进入了缓解期。在缓解期，护理重点是巩固前期的成果，不让病情反复，并做好出院前的各项健康教育，保证患者在院外也能正确地进自我护理，避免疾病复发。

三、安全提示

1. 白塞病治疗的预后　白塞病是一种慢性病，无法根治，任何年龄均可患病，但发病高峰年龄为 16～40 岁。几乎所有患者均有复发性溃疡，并且多数患者为首发症状，常常会让患者认为是缺乏维生素或上火，易被忽视。本病常可累及多器官，如眼、皮肤、关节等，约有 25% 的患者会因眼部受累而失明，其中男性眼部受累较女性多且严重。

2. 预防复发

本病目前尚无有效的根治办法，多种药物有疗效，但停药后易复发，患者应从多方面控制现有症状，防止重要脏器损害，减缓疾病进展，如饮食方面应注意饮食卫生，养成良好的饮食习惯。要尽量少吃刺激性调味品，少吃油煎及太过粗糙、坚硬的食物。营养、均衡饮食，多吃新鲜蔬菜、瓜果，补充各种营养物质。每次进食后，要养成立即漱口的良好习惯，可用温盐水、漱口液，防止因食物残渣加重继发感染。应遵医嘱坚持用药，适时复查，一般每月复查血常规，每三个月查肝功能。当出现发热、头痛、乏力等症状时应及时就医，不可与感冒等疾病相混淆。

四、经验分享

1. 做好口腔、会阴部溃疡的护理

（1）口腔护理

① 口腔护理的目的是保持口腔清洁、湿润，使病员舒适，预防口腔感染等并发症；防止口臭、口垢，促进食欲，保持口腔正常功能；观察口腔黏膜和舌苔的变化及特殊的口腔气味，提供病情的动态信息。由于白塞病患者大多有口腔溃疡且服用了环磷酰胺，所以在为患者进行口腔护理时，应注意观察患者口腔内的黏膜情况，为患者的病情提供病情变化的动态信息，同时要保持口腔清洁，促进患者食欲，防止口腔溃疡引起营养不良。

② 进行口腔护理时，应按照口腔情况选择合适的漱口液，比如：生理盐水：清洁口腔，预防感染；1%～3%过氧化氢溶液：防腐、防臭，适用于口腔感染有溃烂、坏死组织者；1%～4%碳酸氢钠溶液：属碱性溶液，适用于真菌感染；0.02%洗必泰溶液：清洁口腔，广谱抗菌；0.02%呋喃西林溶液：清洁口腔，广谱抗菌；0.1%乙酸溶液：适用于绿脓杆菌感染；2%～30%硼酸溶液：酸性防腐溶液，有抑制细菌的作用；0.08%甲硝唑溶液：适用于厌氧菌感染。若该患者有口腔溃疡，可选用1%～3%过氧化氢溶液；若口腔溃疡愈合，为了防止应用环磷酰胺后发生口腔感染，可以选用0.02%氯己定溶液或0.02%呋喃西林溶液进行广谱抗菌。

③ 口腔溃疡时应观察溃疡面的大小、颜色、有无渗出；患者每次口腔护理用生理盐水清洗后，溃疡面部涂5%碘甘油，每8小时一次；饭后用生理盐水加庆大霉素漱口。经过精心的护理，该患者口腔溃疡恢复较快。碘甘油的成分为碘、碘化物、甘油。它具有消炎止痛、促进愈合的作用。碘是一种用途广泛的广谱消毒剂，对细菌菌体及芽孢、结核分枝杆菌、真菌和病毒等都有快速杀灭的作用，且碘有很强的渗透性，能沉淀蛋白质，使微生物死亡。碘化钾为助溶

剂，能保证碘的全溶，固体碘对黏膜的腐蚀很大。甘油有滋润作用，可以减少碘对黏膜的刺激性。

（2）会阴护理

观察溃疡面的大小、颜色、有无渗出；用生理盐水清洗，待干后溃疡面涂康惠尔溃疡粉，每8小时一次，并保持局部清洁、干燥，穿宽松纯棉内衣。

2. 做好患者的负性心理干预　白塞病为慢性疑难症，易反复，需要长期吃药，患者容易出现抑郁、悲观、失望、焦虑等负面情绪。因此，加强对患者的心理护理，有利于患者病情的缓解。在护理过程中，护士应加强与患者间的情感交流，取得患者的信任，用良好的情绪去感化患者，使患者处于一种松弛状态；让患者注意观察、总结加重本人病情的精神、心理方面的因素，从而注意避免其再受影响；帮助患者学会自我调节，加强个性和情感修养，遇事冷静，控制情绪，避免发生冲突。可采用以下几种方法：① 回避法：在日常生活中遇到看不惯的事，尽量避开不去看和想它。② 转移法：遇到不顺心的事，设法转移情绪，如哼小曲、参加娱乐活动等。③ 释放法：即把内心的不快向人倾吐。

3. 白塞病鉴别　在临床中，本病应与单纯性口腔溃疡、瑞特综合征、强直性脊柱炎、炎症性肠病等相鉴别。

（1）单纯性、复发性口腔溃疡：是一种最常见的具有反复发作特征的口腔黏膜溃疡性损害。多发生于青壮年。易出现于唇、颊、舌尖、舌边缘等处黏膜。最初，口腔黏膜充血（发红）、水肿（略隆起），出现小米粒大小的红点，很快破溃成圆形或椭圆形溃疡，中央略凹下，表面有灰黄色的苔，周围有狭窄红晕。有自发性剧烈烧灼痛，遇刺激疼痛加剧，影响病人说话与进食。一般无明显全身症状。而白塞病是一种全身性疾病，不仅有口腔溃疡，还有眼部病变、会阴溃疡和针刺反应等。

（2）强直性脊柱炎：基本病变是附着点炎。常常 HLA – B27 阳性，严重或晚期者出现脊柱强直，脊椎关节呈竹节样改变，可与白塞病区别开来。

（3）系统性红斑狼疮：可有眼部病变、口腔溃疡及神经、心血管系统病变，但其病情进行性加重，并不呈周期性发作，而且存在狼疮细胞、抗核抗体阳性，这些异常发现不只见于白塞病。

（4）结核性关节炎：有时伴有结节性红斑，但无眼部损害及阴部溃疡，一般也无心血管及神经系统损害，抗结核治疗有效。虽然结核菌感染可引起白塞病，对抗痨治疗有效，但结核杆菌引起的白塞病不仅有结节性红斑和关节炎，还有血管系统、神经系统及黏膜改变，二者鉴别并不困难。

（5）多发性大动脉炎：当白塞病以血管病变为主要临床表现时，应与多发性大动脉炎相区别。后者主要表现为上肢或下肢无脉症，无口腔、阴部溃疡，组织病理改变为巨细胞动脉炎，无静脉改变，针刺反应阴性，很少有皮损。

（6）韦格内肉芽肿：虽有眼部病变及多系统损伤，但其病情进行性恶化，肺部 X 线检查可见有变化多端的浸润影，有时可有空洞形成，组织病理特征为肉芽肿性血管炎，而且肾功能损害严重，无阴部溃疡，针刺试验阴性，很容易与白塞病相鉴别。

4. 白塞病的护理要点

（1）心理护理：本病为慢性疑难病，病程长，易反复发作，导致患者心情烦躁、情绪低落，甚至失去信心。护士应多关心体贴患者，帮助患者认识疾病，消除顾虑，树立信心，积极配合治疗。由于白塞病皮肤损害部位的特殊性，大部分患者出现外阴溃疡，惧怕性生活，有的伴侣误认为是性病，导致夫妻关系不和而整日焦虑不安，所以取得伴侣的支持非常重要。故应将病情清楚地告诉患者和家属，使他们突破心理障碍。

（2）口腔溃疡的护理：口腔溃疡为本病常见的首发症状，有85%的患者以口腔反复发作性溃疡首发。溃疡好发于舌黏膜、颊黏膜、舌系带，少数见于咽后壁。溃疡一般为圆形或卵圆形，边缘清，底部有白色或黄色伪膜，愈合后不留瘢痕。可予每天口腔护理 2 次，口腔护理前可用生理盐水 500mL + 利多卡因 2 支的混合液含漱后进行，以减轻疼痛。餐后用生理盐水漱口，破溃处涂以口腔溃疡涂剂、锡类散，以利于愈合。也可用 1 ∶ 5 000 的呋喃西林漱口，预防感染。

（3）会阴部溃疡的护理：本病男性生殖器溃疡主要见于阴囊、阴茎、包皮、龟头、肛周；女性好发于两侧大小阴唇、肛周，主要表现为大小阴唇、阴蒂肿胀，并出现多个大小不等的溃疡，表面覆盖灰白色坏死组织或黄白色脓性分泌物，在外阴清洗时不易擦去，影响行走。此类患者应每天用温开水淋洗患处，保持局部的清洁，会阴部溃疡用 1 ∶ 5 000 的高锰酸钾冲洗，用 0.1% 的苯扎溴铵冷湿敷。

（4）眼部的护理：大多数患者可出现眼部病变，其中95%为双侧，但不一定同时发生，最常见的眼部病变为虹膜睫状体炎。在滴药前，先用消毒棉签清除分泌物，用生理盐水清洗，再用眼药水滴眼，每天1次，睡前涂眼膏，必要时用1%的阿托品散瞳，以防虹膜发生粘连而影响视力。操作时应保持双手清洁，冲洗时动作要轻，以防损伤角膜，并避免强光刺激，不宜久看电视、久用电脑，外出戴护镜，以防光和风沙刺激。

（5）皮肤的护理：皮肤损害可表现为结节性红斑、丘疹、毛囊炎，应每天用温水清洁皮肤，避免用肥皂等刺激性的洗涤用品，有皮疹时避免用手挤压，可用0.5%的碘伏涂擦。为减少穿刺的次数，可用静脉留置针，加强针眼处的消毒。

（6）加强病情观察，做好对症护理：由于白塞病可累及全身多系统，故常出现多种临床表现。累及神经系统的发病率可达10%～25%，以30岁的青壮年多见，常急性起病，临床表现为头痛、恶心、呕吐、瘫痪，也可出现共济失调、假性延髓性麻痹、精神症状和意识障碍。本病还会引起心脏损害，其中最常见的为二尖瓣脱垂，也可引起心包积液、心内膜炎、心室内动脉瘤。肺部累及较少，为4.1%，可表现为咯血、呼吸困难、咳嗽、胸痛、肺间质纤维化，甚至呼吸衰竭，严重可引起血管栓塞。

第二节　肉芽肿性多血管炎

一、概述

（WG）作为一种多系统受累的自身免疫性血管炎，因在1936年被一位病理学家Friedrich Wegener详细描述而得名。2012年，Chapel Hill会议（CHCC）公布的新的血管炎分类标准中，韦格纳肉芽肿被更名为肉芽肿性多血管炎（GPA）。GPA主要累及上下呼吸道和肾脏，为肉芽肿性坏死性血管炎，有报道显示在美国GPA的发病率大概为百万分之三，多为白种人，欧洲人群中发病率略高。

GPA 在男女中均可发病，并可出现在任何年龄段（9～78 岁，平均发病年龄 41 岁）。

二、病因

本病的病因尚不明，有研究认为感染、抗中性粒细胞胞质抗体可能与 GPA 相关，而特异性的遗传标志现在并没有被发现。

三、病理

GPA 的典型病理改变包括坏死、肉芽肿形成以及血管炎改变。其中，肾脏病理活检可见纤维素样坏死和增生，可以表现为局灶节段性肾小球肾炎。

四、诊断要点

（一）临床表现

1. 上呼吸道

GPA 最常受累的部位，会出现中耳炎及鼻窦炎，严重者会出现听力丧失、眩晕、鼻部溃疡，甚至鼻中隔穿孔。

2. 肺部

约有 45% 的患者合并肺部病变，具体表现包括咳嗽、咯血、胸膜炎，胸部 CT 可显示多发的双侧结节，并伴有空洞形成。

3. 肾脏

绝大多数病例会出现肾脏受累、尿检异常、肾功能不全，甚至是尿毒症，最终可能需要血液透析或者肾移植治疗。

4. 其他部位

（1）眼部：角膜炎、结膜炎、巩膜炎、葡萄膜炎、视网膜血管阻塞和视神经炎；

（2）皮肤：溃疡、紫癜、皮下结节、丘疹以及小水疱。

（3）肌肉骨骼：关节及肌肉疼痛，少部分患者会出现关节炎和滑膜炎。

（4）神经系统：有 22%～50% 的 GPA 患者会出现包括周围神经病变、脑神经病变、脑血管意外、弥漫性脑膜以及脑室周围白质病变等表现。

（5）心血管系统：在心脏方面，心包炎较为常见，其他还可以出现心梗、心肌炎、心内膜炎、瓣膜病、心律失常等；在血管方面，有研究显示，GPA 患者常常合并静脉血栓，主要包括深静脉血栓和肺栓塞。

（二）辅助检查

1. 一般指标：活跃的 GPA 患者可出现血沉升高、血小板增多、贫血。

2. 特异性指标：PR3 - ANCA 在 GPA 患者中的特异性高达 98%，但也有少部分患者出现 p - ANCA 阳性。p - ANCA 的滴度与 GPA 患者的活动度有一定的相关性，对预测疾病的复发具有重要意义。

3. （三）诊断标准

1990 年，ACR 关于 GPA 的分类标准包括：① 鼻部及口腔的炎症。② 呼吸系统影像学异常包括呼吸道组织的破坏（例如结节、浸润以及空洞）。③ 尿沉渣检查提示镜下血尿或者红细胞管型。④ 病理活检提示肉芽肿性炎症。符合这四条分类标准中的其中两条，即可考虑 GPA，其敏感性为 88.2%，特异性为92.0%。基于此 ACR 分类标准，联合血清 ANCA 水平是诊断 GPA 的根本。

五、治疗

（一）糖皮质激素

根据病情分为口服和静脉两种方式。① 泼尼松：起始剂量 1mg/kg，根据病情可逐渐减量。② 危重症患者（如弥漫性肺出血、急进性肾小球肾炎），可给予大剂量的甲泼尼龙静脉冲击治疗（500～1 000mg/d），一般持续 3 天。

（二）免疫抑制剂

一般首选环磷酰胺，口服或者静脉冲击治疗。其他还包括硫唑嘌呤、甲氨蝶呤、霉酚酸酯、来氟米特、环孢素 A 等药物均可选择。

（三）生物制剂

目前，有研究表明抗 CD20 单抗（利妥昔单抗）可选择性地清除 B 细胞，对难治性 GPA 可能有效，但仍然缺乏大规模的随机对照试验，验证 TNF - α 在GPA 的发病机制中起一定的作用。但有研究显示，TNF - α 并不能增加疗效，因此并没有被推荐使用。

（四）其他治疗

对于重症患者，静脉用丙种球蛋白及血浆置换都是很好的治疗手段。另外，有研究指出，针对以上呼吸道受累为主的 GPA 患者使用复方磺胺甲唑，可以减少复发的概率。

六、主要护理问题

1. 潜在并发症：多系统损害。

2. 自我形象紊乱：与疾病导致溃疡、穿孔及药物治疗所致形体改变有关。

3. 知识缺乏：缺乏疾病相关知识。

4. 焦虑/恐惧：与病程迁延、久治不愈有关。

七、护理目标

1. 帮助患者树立信心，保持良好心态，培训患者，使其掌握正确的服药时间及方式，搭建医患沟通的桥梁。

2. 建立 GPA 患者的分级护理体系，针对不同脏器受累的患者制订相应的护理方案。

3. 降低患者感染概率，提高患者住院质量，加强对疾病潜在风险的关注。

八、护理措施

（一）一般护理

1. 心理护理　由于 GPA 是一种多系统器官受累的疾病，病情危重，通常进展很快，且易复发，治疗时间长，患者出现紧张、焦虑的概率高。同时，该疾病的治疗主要依靠激素和免疫抑制剂，患者可能出现过敏、胃肠道不适、体重增加、血压血糖波动、骨髓抑制、肝肾功损害、心脏毒性等不良反应，患者的心理压力可能进一步增加。在护理上，要主动与患者及家属沟通，采用照片、宣传单等方式进行疾病的宣讲，向其提供与疾病相关的资料，详细介绍病情、讲解治疗和护理方案。多与患者及家属交流，及时发现不良情绪，帮助患者树立战胜疾病的信心，做好持久对抗疾病的心理准备，掌握药物服用的正确方式及应对副作用的措施。

2. 饮食护理　进食低盐、低脂、优质蛋白、易消化饮食，同时适量补充维生素，避免进食生、冷、粗糙的食物，以免伤害胃肠黏膜。伴有肾功能不全时，应限制蛋白质的摄入量，限制钾、磷；伴有高血压、心功能不全、尿少时，应限制钠（<2g/d）和水的摄入，以免加重患者循环负荷。

3. 环境护理　对于呼吸系统受累的患者，注意维持口腔卫生，勤漱口，保持居住环境干燥通风，避免湿冷；对于心脏及神经系统受累的患者，注意维护周围环境安静，避免嘈杂喧闹。

（二）专科护理

1. 针对不同受累脏器，制订相应的护理措施（如表 6-1 所示）。

表 6-1　肉芽肿性多血管炎脏器受累护理

受累脏器	护理措施
上呼吸道	口腔病变患者需保持口腔清洁、干燥，定时漱口，鼻部病变的患者可使用清鱼肝油滴鼻软化血痂，使鼻腔保持清洁通畅；嘱患者不要用手挖鼻腔内血痂，不用力擤鼻涕，如鼻出血严重，可使用 0.1% 肾上腺素棉球填塞，局部冰敷
肺部	如有咳嗽咳痰的症状，指导患者拍背促进排痰，观察患者有无咯血或者痰中带血，注意其是否合并呼吸困难，必要时给予吸氧
肾脏	指导患者肾病饮食，记录 24 小时尿量，定时监测血压、心率
心血管	帮助患者保持良好的情绪，不易急躁，监测血压，避免剧烈活动
神经系统	中枢神经受累患者注意卧床休息，避免劳累跌倒，密切观察其病理征变化，外周神经受累患者注意保持皮肤清洁，避免外伤

2. 用药护理　考虑到患者服用药物会出现主要的不良反应，需要定期监测患者的血糖、血压，定期复查血常规、肝肾功能、电解质等，并向患者讲解药物的作用及副作用，反复教育患者遵医嘱用药，切忌自行加、减药量或停药。

（三）健康宣教

患者出院时要做好宣教工作，指导患者在院外要严格按医嘱正确用药，定期复查，遵医嘱调整激素用量，切忌随意停药或减量；生活规律，加强营养，合理饮食，注意劳逸结合，戒烟酒，避免到公共场所，防止受凉劳累；如病情变化及时就诊。

九、特别关注

1. 根据 GPA 患者受累脏器，制订个体化护理方案。

2. 指导 GPA 患者正确服药及应对药物不良反应。

十、知识拓展：利妥昔单抗在 GPA 中的治疗进展

GPA 属于罕见的 ANCA 相关性小血管炎。近年来，ANCA 相关性血管炎的发病率逐年增加，每年的发病率在百万分之二十左右。其中，肾脏受累在发病初期大概占到 50%，而在病程中可高达 70%～80%。典型的肾脏病理改变为局灶节段性以及坏死性新月体型肾小球肾炎，伴有血管壁免疫球蛋白沉积。有 80% 的 GPA 患者会出现急进性肾小球肾炎，及时的诊断及早期的干预治疗有可能阻止终末期肾病的发生。

目前 GPA 常规的治疗方案包括激素和免疫抑制剂，二线药物一般首选环磷酰胺。然而，上述治疗并不是对所有患者均有效，且出现白细胞降低、肝肾功能受损、感染等不良反应的风险极大。

抗中性粒细胞胞质抗体已被证实与 GPA 的发病机制相关，因此针对产生这些抗体的 B 细胞的治疗成为 ANCA 相关性血管炎治疗的新靶点。近年来有研究显示，一种针对 B 细胞的抗 CD20 单克隆抗体（即利妥昔单抗）对严重的 GPA 的疗效与环磷酰胺相比无明显差异，而且副作用的发生率明显降低。1997 年，利妥昔单抗首次被美国 FDA 批准用于治疗非霍奇金淋巴瘤。现在也有研究涉及利妥昔单抗治疗狼疮肾炎、膜性肾病以及局灶硬化性肾小球肾炎。B 细胞可能在 GPA 的发病机制中扮演重要角色，除了作为产生包括 ANCA 在内的抗体的浆细胞的前体细胞，还发挥了包括共同刺激、细胞因子、抗原递呈等的作用。因此，清除或者抑制 B 细胞的功能也是利妥昔单抗治疗 GPA 的原理。2011 年，美国 FDA 已经批准这一适应证。

血管炎的治疗分为诱导缓解和维持缓解，这也适用于利妥昔单抗治疗 GPA。对于严重及难治性的 GPA，利妥昔单抗的经验性使用方案是每周 375mg/m²，4 周，这一剂量和方案的疗效已经经过临床试验验证且被 FDA 采纳。

虽然利妥昔单抗的安全性较高，但仍有需要关注的副作用，包括感染、白

细胞降低、低丙种球蛋白血症、进行性多灶性脑白质病等。另外，对于某些特殊人群比如肾移植患者和孕妇（FDA C 级），利妥昔单抗的安全性尚不明确，使用需谨慎。

第三节 原发性干燥综合征

一、概述

干燥综合征（SS）是一种侵犯外分泌腺体，尤以唾液腺和泪腺为主的慢性自身免疫病。本病可单独存在，称为原发性干燥综合征（pSS），亦可与已确定的自身免疫疾病，如类风湿关节炎、系统性硬化症、系统性红斑狼疮、皮肌炎等并存，称为继发性干燥综合征。

原发性干燥综合征属全球性疾病，在我国人群的患病率为 0.29% ~ 0.77%。本病多见于女性，发病年龄多在 30 ~ 40 岁，也见于儿童。

二、病因

本病可能与以下因素有关：① 遗传因素。② 感染因素。③ 性激素等。

三、病理

本病有两类主要的病理改变：① 受累腺体间淋巴细胞的进行性浸润，腺体上皮细胞先增生，随后萎缩，被增生的纤维组织取代。② 外分泌腺以外的病变，以血管炎为主。长期的血管炎可导致闭塞性动脉内膜炎。

四、诊断要点

（一）临床表现

1. 眼部症状

由于泪腺分泌功能下降，患者自觉眼部干涩、"沙粒感、烧灼感、幕状感"，眼睑沉重，视物模糊、畏光、泪液少，少数泪腺肿大，易并发感染，可有轻度结膜炎，严重者欲哭无泪。

2. 口腔症状

患者主诉口干，严重者有吞咽困难、不能进食，需用水、汤送下。唇和口角干燥皲裂，有口臭。

猖獗齿：牙齿发黑，呈粉末状或小块破碎，无法修补，最终只留下残根，称猖獗齿（如图 6-1 所示）。

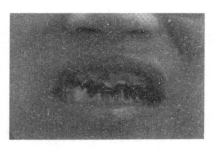

图 6-1　干燥综合征猖獗齿

舌：舌面干，舌质红，舌背丝状乳头萎缩，患者主诉疼痛。味蕾数目减少，进食无味。

3. 皮肤

干燥如鱼鳞。

4. 关节疼痛

70%～80% 的患者有关节疼痛。

（二）辅助检查

1. 眼部检查：Schirmer（滤纸）试验、角膜染色、泪膜破碎时间。

2. 口腔检查：唾液流率、腮腺造影、唾液腺核素检查、唇腺活检组织学检查。

3. 血清免疫学检查：抗 SSA 抗体、抗 SSB 抗体、免疫球蛋白。

4. 尿 pH 检查。

5. 其他：肺影像学、肝肾功能测定。

（三）诊断标准

2002 年，干燥综合征国际分类（诊断）标准如表 6-2 所示。

表 6 - 2　干燥综合征分类标准的项目

Ⅰ. 口腔症状 3 项中有 1 项或 1 项以上

　1. 每日感口干持续 3 个月以上

　2. 成年后腮腺反复或持续肿大

　3. 吞咽干性食物时需用水帮助

Ⅱ. 眼部症状：3 项中有 1 项或 1 项以上

　1. 每日感到不能忍受的眼干持续 3 个月以上

　2. 有反复的沙子进眼或砂磨感觉

　3. 每日需用人工泪液 3 次或 3 次以上

Ⅲ. 眼部体征：下述检查任 1 项或 1 项以上阳性

　1. Schirmer Ⅰ 试验（ + ）（≤5mm/5min）

　2. 角膜染色（ + ）（34 van Bijsterveld 计分法）

Ⅳ. 组织学检查：下唇腺病理示淋巴细胞灶（指 4mm^2 组织内至少有 50 个淋巴细胞聚集于唇腺间质者为一灶）

Ⅴ. 唾液腺受损：下述检查任 1 项或 1 项以上阳性

　1. 唾液流率（ + ）（1.5mL/15min）

　2. 腮腺造影（ + ）

　3. 唾液腺同位素检查（ + ）

Ⅵ. 自身抗体：抗 SSA 或抗 SSB（ + ）（双扩散法）

注：原发性干燥综合征指无任何潜在疾病的情况下，有下述两条则可诊断：① 符合表 6 - 2 中 4 条或 4 条以上，但必须含有条目Ⅳ（组织学检查）和（或）条目Ⅵ（自身抗体）。② 条目Ⅲ、Ⅳ、Ⅴ、Ⅵ 4 条中任意三条阳性。

五、治疗

本病目前尚无根治方法，主要是采取措施改善症状，控制和延缓免疫反应引起的组织器官损害的进展，以及继发性感染。

六、主要护理问题

1. 舒适的改变：口干、眼干，与慢性炎性自身免疫疾病累及唾液腺、泪腺有关。

2. 皮肤完整性受损：与疾病累及皮肤有关。

3. 疼痛：与关节炎性病变有关。

4. 知识缺乏：缺乏疾病治疗、用药和自我护理知识。

5. 焦虑：与疾病久治不愈有关。

七、护理目标

1. 口眼干燥得到改善。

2. 破损皮肤不发生继发感染，不出现新的皮肤损伤，患者及家属学会皮肤护理。

3. 主诉疼痛消除或者减轻，能运用有效方法消除或减轻疼痛。

八、护理措施

（一）一般护理

1. 心理护理　本病常因病变累及多系统影响患者的生活、学习、社交、经济等，患者易出现负性心理反应，与患者交谈、介绍本病相关知识有利于病情的好转，可以列举成功的经验，使患者情绪稳定，积极配合治疗及护理。

2. 休息与环境　卧床休息，待病情好转后逐渐增加活动量，保持病室适宜的温度及湿度，温度保持在 18～21℃，湿度保持在 50%～70%，可以缓解呼吸道黏膜干燥所致干咳等症状，并可预防感染。角膜炎者出门宜戴有色眼镜，居室环境光线宜暗。

3. 饮食　饮食不仅能使患者获得必需的营养物质，在治疗过程中也能起到一定的辅助作用。由于发热及口腔黏膜干燥引起的食欲减退，患者应忌食辛辣、过热、过冷、油炸食物，以及姜、葱、蒜、辣椒、胡椒、花椒、茴香等刺激性食物，以防助燥伤津、加重病情；忌烟酒，宜进食富有营养的清淡软食，补充体内必需的维生素 B，如多吃一些胡萝卜，避免口唇干裂。

4. 发热的护理　多饮水及果汁，室内定时通风，监测生命体征，遵医嘱给予药物降温，观察用药后的效果及不良反应。

（二）专科护理

1. 常见症状、体征的护理　如表 6-3 所示。

表6-3 干燥综合征的症状护理

口、眼干燥护理	由于患者唾液腺、泪腺分泌减少，抗菌能力下降，导致口腔和眼的炎症，要注意眼部清洁，嘱患者勿用手揉眼睛；每日用温、软毛巾湿敷眼部，眼部干燥可用人工泪液或0.11%甲基纤维素滴眼，睡前涂眼药膏，避免强光刺激；夏季外出戴墨镜，多风天气外出时戴防风眼镜；避免长时间看书和看电视
	做好口腔护理，注意保持口腔清洁，三餐后刷牙、漱口，减少龋齿和口腔继发感染，发生口腔溃疡时，可用生理盐水棉球擦洗局部，多饮水及生津饮料，咀嚼无糖口香糖，可食促进唾液分泌的食物，如：话梅、山楂等酸性食物，同时禁烟、酒
	室内湿度勿过高，室温宜维持在18～20℃、湿度维持在50%～70%为宜，以免加重干燥
猖獗齿护理	指导患者保持口腔清洁，避免坚硬食物，定期做牙科检查，防止或延缓龋齿的发生，使用防龋牙膏，有条件的患者行龋齿修补
雷诺现象护理	给予保暖，外出时戴手套，避免寒冷、情绪激动，忌饮咖啡、浓茶等，以免引起血管收缩
关节、肌肉痛护理	急性期应卧床休息，缓解期根据病情给予理疗、热敷、按摩等以减轻疼痛；教患者使用放松技巧，转移注意力，避免诱发因素
贫血、血小板减少护理	应密切观察贫血、血小板减少的相关症状，并嘱咐患者起床或下蹲后缓慢站起以防跌倒，用软毛牙刷刷牙，不用牙签剔牙，以防牙龈出血
低钾性软瘫护理	给予静脉或口服补钾，观察血钾变化，使患者血钾维持在正常水平；如患者出现四肢无力，可行肢体的被动及主动运动，以避免肢体废用和萎缩
皮肤、阴道护理	皮肤干燥是由于皮脂腺分泌减少，散热机制受影响所致，告知患者不能在炎热的地方停留，保持皮肤的清洁，洗浴时温度不宜过高，用中性沐浴液，皮肤干燥可使用皮肤保湿膏，女性患者多有阴道干燥，可使用润滑剂，对绝经妇女可遵医嘱阴道局部应用雌激素

2. 用药的护理

（1）告知患者坚持正规用药的重要性。指导患者遵医嘱按时、足量服药，在用药过程中不要轻易换药、轻易停用。

（2）讲解用药方法及注意事项，提高患者依从性。

（3）观察药物疗效及不良反应。

3. 唇腺活检的护理　唇腺活检术就是从唇腺取出小腺体进行病理检查的过程。

（1）术前护理：充分沟通，评估患者身体和口腔状况，积极处理口腔感染及龋齿；术前检查出凝血时间及血小板计数；向患者介绍手术目的及其必要性、手术过程及体位；加强心理护理，缓解其焦虑情绪。

（2）术中护理：协助患者取仰卧位或坐于口腔检查椅上，稳定患者情绪，观察患者面色、呼吸、脉搏及术中有无出血。

（3）术后护理：术后评估患者创面疼痛程度、有无出血及张口困难等，重视患者的主诉，如有异常情况通知医生及时处理；可予以局部冷敷缓解疼痛；必要时予以镇痛药口服；一般无须抗生素治疗。

（4）健康教育：患者术后口腔创面都有不同程度的疼痛、肿胀、渗血，影响休息及进食。术后 24 小时给予冰袋局部冷敷，不能耐受者可给予冰生理盐水含漱，必要时给予利多卡因稀释液含漱。术后 24 小时进食凉的流质或半流质饮食。症状缓解后，根据病情选择饮食。宜选择柔软、清淡、易消化、营养丰富的食物，少食多餐，避免辛辣刺激性食物如酒、茶、咖啡、各类油炸食物等；可适量吃些水果，如西瓜、甜橙、鲜梨等；严禁吸烟；进食时，食物刺激引起疼痛加剧者可尝试改用吸管进食。加强口腔护理，餐后将食物残渣清除；三餐前后及睡前保持口腔清洁，常规用口灵含漱液漱口。避免使用抑制唾液腺分泌的抗胆碱能作用的药物，如阿托品、山莨菪碱等。室内温湿度适宜，定期开窗通风，注意空气消毒，以减轻呼吸道、口腔黏膜干燥。

（三）健康宣教

表 6-4　干燥综合征患者的出院宣教

饮食	合理饮食，饮食宜清淡、营养要丰富、易消化，忌食生、冷及辛辣刺激食物
日常生活	角膜炎者出门宜戴有色眼镜，居室环境光线宜暗；注意保暖，防止受凉感冒
	保持口、眼湿润，清洁；防止皮肤干燥，用温水湿敷、涂润肤膏；阴道干燥影响性生活可涂润滑剂
药物	遵医嘱坚持正确服药，勿随意减用或停用激素，了解药物副作用，如有异常及时停用并就医，应用免疫抑制剂宜多饮水
自我监测	学会自我病情监测，病情变化时，及时就医，以避免重要脏器受损
复查	门诊随访，定期复查肝、肾功、血象等

九、前沿进展

目前，对干燥综合征发病机制的研究热点已从淋巴细胞局灶浸润泪腺、涎腺等外分泌腺造成腺泡细胞坏死，转移到对残存形态正常的腺泡细胞的功能异常上来。从对乙酰胆碱 M3 受体及 AQPs 分子的研究可知：pSS 患者淋巴细胞活化，产生淋巴因子和自身抗体，阻断乙酰胆碱对腺体分泌信息的传递。SS 患者血清中的免疫球蛋白持续作用于泪腺和涎腺的 M3 受体，起类似于毒蕈碱型胆碱能激动剂的作用，可以诱导 M3 受体发生脱敏、胞吞和（或）细胞类的降解，进而改变 AQPs 分子的分布。同时，T 淋巴细胞凋亡和穿孔素相关机制引起的泪腺小管、腺泡结构的破坏，也可继发抗 M3 受体抗体的产生，参与 pSS 的发病机制，引起口、眼干燥等症状。Steinteld 的研究已经发现，抗 TNF – α 抗体可以通过恢复 AQP5 在涎腺腺泡细胞顶面的适当分布，改善 SS 患者在无刺激状态下的唾液流率。使用 infliximab 后，能够显著改善疾病活动的各项指标，包括口干症状的程度、语言的流畅程度和无刺激状态下的唾液流率。因而，水分子 AQPs 及抗 M3 抗体的研究能够对 SS 的治疗产生影响。

十、特别关注

口、眼干燥的护理；心理护理；健康教育及自我护理。

十一、知识拓展：原发性干燥综合征与继发性干燥综合征

从 1888 年 Hodden 描述了 1 例同时有唾液腺和泪腺缺乏的患者以来，有关腮腺、颌下腺、泪腺肿大的报道相继出现，但仅限于外分泌腺局部。1933 年，Sjogren 描述了 19 例干燥性角膜结膜炎患者同时伴有口腔干燥征，其中 13 例合并有慢性关节炎，由此提出了本病是一个系统性疾病的新概念。此后 Sjogren′s syndrome 就成为本病的代名词，并一直沿用至今。SS 是风湿病中较常见的全球性疾病。国内由于风湿病研究起步较晚，80 年代初期教科书还将本病列为罕见的疾病。随着风湿病学在全国的广泛开展和研究，对 SS 的认识也更深入。通过流行病学的调查发现，国内本病的患病率为 0. 29% ~ 0. 77%，不低于 RA 的患病率（0. 3% ~ 0. 4%）。

干燥综合征分为原发性和继发性两类，前者指不具有另一诊断明确的结缔组织病（CTD）的干燥综合征；后者是指继发于某一明确诊断的结缔组织病的干燥综合征，如系统性红斑狼疮、类风湿关节炎等的干燥综合征。

第七章　感染科疾病的护理

第一节　感染性腹泻

感染性腹泻是一常见病和多发病，是由病原微生物及其代谢产物或寄生虫引起的以腹泻为主的一组肠道传染病。《中华人民共和国传染病防治法》将霍乱列为甲类强制管理传染病，痢疾、伤寒列为乙类严格管理传染病，其他病原体引起的感染性腹泻列为丙类监测管理传染病。

一、常见护理问题

（一）传染性

1. 相关因素　与病原体可通过粪—口途径传播有关。

2. 护理措施

（1）收集流行病学资料、临床特征，通过病理生理学分析，对感染性腹泻患者做出假设的病因诊断，协助尽早诊断出霍乱、菌痢、伤寒等甲类、乙类肠道传染病。

（2）霍乱

① 2小时内传染病网络报告。

② 按甲类传染病严密隔离，确诊患者和疑似患者应分别隔离。

③ 密切接触者，严格检疫五天，并预防性服药。

④ 排泄物消毒处理。

⑤ 症状消失六天后，连续三次粪便培养阴性后解除隔离。

（3）细菌性痢疾（简称菌痢）或其他感染性腹泻

① 按消化道隔离。

② 菌痢接触者医学观察七天。

③ 服务行业（尤其饮食业）者定期检查，慢性带菌者调换工种，接受治疗。

④ 菌痢患者症状消失后，连续两次粪便培养阴性后解除隔离。

（二）腹泻

1. 相关因素　与病原体产生促进肠道分泌的毒素或引起肠道炎症病变有关。

2. 临床表现

（1）菌痢：黏液脓血便伴发热、腹痛、里急后重者。

（2）霍乱：无痛性腹泻，米泔水样大便，伴喷射状呕吐。

（3）其他感染性腹泻：稀水样便，伴腹痛、呕吐。

3. 护理措施

（1）病情观察

观察腹泻的次数、性状、伴随症状与体征；观察全身状况，包括神志意识、血压、脉搏与皮肤弹性，判断脱水程度（如表 7-1 所示）与治疗效果。

表 7-1　脱水程度

	轻度	中度	重度
皮肤弹性	轻度减低	中度减低	明显减低
皮皱恢复时间	2 秒	2~5 秒	5 秒
眼窝	稍凹陷	明显下陷	深度凹陷
指纹	正常	皱瘪	干瘪
声音	正常	轻度嘶哑	嘶哑或失声
神志	正常	呆滞或烦躁	嗜睡或昏迷
尿量	正常	少	无尿
血压	正常	轻度下降	出现休克

（2）休息

腹泻频繁者卧床休息，严重脱水、疲乏无力者应协助床上排便，以免增加体力消耗。

（3）饮食

① 严重腹泻伴呕吐者，可暂时禁食6~8小时，症状好转后少量进食。

② 病情控制后，进食流质，适当补充糖盐水或口服补液盐。

③ 轻症患者鼓励进食，腹泻期间，消化、吸收能力下降，常常伴有乳糖酶缺乏，饮食以清淡、少渣流质或半流质为主，避免牛奶等含乳糖食物，以免肠胀气。

④ 恢复期：进食高热量、高蛋白、低纤维、易消化、半流质饮食，避免生冷（如水果）、多渣饮食。

（4）保持水、电解质平衡

轻度、中度脱水者可口服 ORS，重度脱水者静脉补液，在补液过程中，观察血压及末梢循环，调整输液速度和液体的浓度。

（5）皮肤护理

① 腹泻频繁者，每次排便后清洗肛周。

② 老年患者，肛门括约肌松弛，易大便失禁，每次便后清洗肛周，并涂上油膏，或用1：5 000高锰酸钾溶液坐浴，防止皮肤糜烂。

③ 保持床单清洁、干燥，减少局部刺激。

④ 腹泻伴里急后重者，避免排便用力过度，以免脱肛，如发现脱肛，可戴橡皮手套轻柔地助其回纳。

（6）对症护理

① 腹痛者：观察疼痛的范围、性质、与腹泻的关系、腹部体征。感染性腹泻的疼痛，主要由胃肠肌肉痉挛引起，常表现为左上腹、脐周或左下腹疼痛，便后缓解，应用解痉药后，一般在短时间（5~10分钟）可缓解。对持续腹痛者，应加强观察，注意与外科、妇科急腹症鉴别。

② 呕吐者：协助坐起或头偏一侧，防止窒息及时漱口，保持口腔清洁。

（7）标本采集

挑选新鲜粪便的脓血、黏液部分送细菌培养。直肠拭子标本可置于 Stuart 培养基中运送，以免标本干燥病原体死亡。临床怀疑有特殊病原体感染应注明，以便接种特殊培养基。标本可连续多次送检，以提高阳性率。

（三）脱水

1. 相关因素　与细菌及其毒素作用于胃肠黏膜，导致呕吐、腹泻，引起大量体液丢失有关。

2. 临床表现　有面色苍白、四肢湿冷、血压下降、脉细速、尿少、烦躁等休克征象。

3. 护理措施

（1）休息

急性期卧床休息，协助床旁排便，以减少体力消耗。有休克征象者，平卧或休克体位，注意保暖。

（2）病情监测

记录呕吐物及排泄物的性质、颜色、量、次数。观察生命体征和神志的变化，根据皮肤的弹性、尿量、血压的变化等判断脱水的程度，并结合实验室生化检查为治疗提供依据。

（3）输液护理

① 原则：早期、迅速、足量补充液体和电解质。

② 安排：先盐后糖、先快后慢、纠酸补钙、见尿补钾。

③ 输液量：轻度脱水者口服补液为主。呕吐不能口服者静脉补液 3 000 ~ 4 000mL/d，最初 1 ~ 2 小时宜快速滴入，速度为 5 ~ 10mL/min。中度脱水者补液量 4 000 ~ 8 000mL/d，最初 1 ~ 2 小时宜快速滴入，待血压、脉搏恢复正常后，再减慢速度为 5 ~ 10mL/min。重度脱水者补液 8 000 ~ 12 000mL/d，一般两条静脉管道同时输入，开始按 40 ~ 80mL/min 滴入，之后按 20 ~ 30mL/min 滴入，直至脱水纠正。

④ 输液过程中观察有无呼吸困难、咳泡沫样痰及肺底湿啰音，防止肺水肿及左侧心力衰竭的发生。

⑤ 抗休克治疗有效的指征：面色转红、发绀消失，肢端转暖，血压渐上升。收缩压维持在 80mmHg 以上，脉压 >30mmHg。脉搏 <100 次/分，充盈有力，尿量 >30mL/h。

（4）口服补液

感染性腹泻不损害肠黏膜对钾的吸收和葡萄糖—钠共同转运机制，摄入葡萄糖可促进钠的吸收。

① 适应证：轻度、中度脱水。

② 禁忌证：顽固性呕吐、严重腹胀或肠鸣音消失、心、肾功能不全、新生儿、糖尿病、严重高钠血症或低钠血症患者。

③ 方法：不能获得市售的 ORS，可采用替代品，如在每升饮用水中加入 1 平勺食盐和 4 满勺糖或 500mL 米汤中加 1.5 ~ 2g 食盐。ORS 服用方法：使用前加温水 1 000mL 稀释。成人口服 750mL/h，小儿口服 250mL/h，之后每 6 小时口服量为前 6 小时泻吐量的 1.5 倍。

二、健康教育

（一）心理疏导

实施严密隔离的霍乱或疑似霍乱患者，会不同程度地出现焦虑、抑郁状态，向患者解释疾病的发生、发展过程，说明严密隔离的重要性及隔离期限，教会患者需配合的注意事项和方法，使患者尽快适应隔离环境，配合治疗。

（二）饮食指导

1. 根据病情的进展，教会患者合理饮食。

2. 鼓励口服补液，并教会正确的方法。

3. 慢性菌痢者避免暴饮暴食，避免进食生冷食物，如冷饮、凉拌菜等，以免诱发急性发作。

（三）用药指导

1. 根据医嘱指导合理使用抗生素，防止因疗程不足而影响疗效，防止滥用抗生素引起耐药或菌群失调。

2. 使用止泻或收敛药物时，观察腹泻的次数和量，及时调整，防止用药时间过长或过量引起便秘。

3. 减少抗生素对胃黏膜的刺激，指导患者饭后服药。

（四）出院指导

针对感染性腹泻的感染因素：如饮食时用手拿、隔夜菜不加热、外出聚餐、生食海鲜等不良饮食习惯，进行卫生知识宣教。

1. 养成洗手习惯　在接触动物和动物制品、患者以及污染物后尤为重要。

2. 注意饮食卫生　保证进食蒸熟食物、消毒牛奶和洁净饮用水。

3. 减少聚餐机会

4. 高危人群注意避免某些危险因素 如肝硬化等慢性肝病患者进食某些海产品易发生创伤弧菌感染。免疫系统缺陷人群进食奶酪、某些熟食易发生单核细胞增多性李斯特感染。这些人群应避免上述食物。

（五）旅游者腹泻的预防

1. 提高旅游者的卫生意识 外出旅游保持良好的个人卫生习惯，确保饮食、饮水卫生。

2. 抗生素预防 抗生素预防是目前尚有争议的一个问题，抗生素对旅游者腹泻有良好的保护作用，但一般不建议每一个旅客都使用。抗生素预防宜用于：① 短程（3~5 天）旅行者，预防成功的概率在延缓 12~24 小时后会大大降低。② 参加官方访问的旅行者，这些人出于应酬不能严格遵守饮食规范。③ 内科疾病患者，由于急性腹泻伴有酸中毒。这些人的总体健康状况会更差。④ 胃酸分泌较低的患者，因为这些患者具有的胃酸杀菌功能较差。⑤ 免疫力低下的旅游者。⑥ 已知有炎性肠道疾病的患者。

第二节 禽流感病毒感染

流行性感冒（AI）简称禽流感，是由甲型禽流感病毒（AIV）引起的一种禽类烈性传染病。近年来，不断出现 AIV 感染人类而引起人禽流感。禽流感病毒感染是指由甲型禽流感病毒某些亚型的毒株引起的人的急性呼吸道传染病。病情轻重不一，严重者可致败血症、休克、多器官功能衰竭综合征以及 Reye 综合征等多种并发症而致人死亡。

一、护理评估

（一）病因与发病机制

1. 流行病学

（1）流行特征

近年来，世界各地不断发现人类禽流感病毒感染病例，其中感染 H5N1 者预后较差，病死率约为30%。本病常年发病，但以冬春季较多。

（2）传染源

主要为患禽流感或携带禽流感病毒的鸡、鸭、鹅等家禽。野禽、候鸟等能携带病毒进行远距离传播。不排除人作为传染源的可能，但至今尚未证实。

（3）传播途径

通过密切接触病禽及其分泌物、排泄物、受病毒污染的水，以及直接接触病毒毒株被感染。同时，也存在通过呼吸道传播，通过眼结膜或破损皮肤引起感染。

（4）易感人群

人群普遍易感。高危人群包括兽医，从事鸡、鸭、鹅、猪等动物的饲养、贩运和屠宰人员。

2. 发病机制与病理

（1）发病机制

目前发病机制尚不清楚。

（2）病理

从对部分死亡病例进行解剖发现，主要是肺脏充血和水肿，肺泡呈间质性纤维化，弥漫性机化损伤；广泛肝小叶和肾小管坏死；其他脏器如血液和淋巴组织系统、脾脏均有严重损害。

（二）临床表现与诊断

1. 临床表现

（1）潜伏期：一般为1~3天，最长在7天以内。

（2）临床症状

① H5N1病毒感染：多急性起病，早期症状类似普通型流感，主要为发热，体温大多持续在39℃以上，热程1~7天，一般为3~4天，同时伴有流涕、鼻塞、咳嗽、咽痛、头痛、肌肉酸痛和全身不适。部分患者可出现恶心、腹痛、腹泻、稀水样便等消化道症状。多数轻症病例预后良好。重症患者病情发展迅速，可出现肺炎、急性呼吸窘迫综合征、肺出血、胸腔积液、全血细胞减少、肾衰竭、败血症、休克及Reye综合征等多种并发症，严重者可致死亡。治疗中若体温持续超过39℃，需警惕重症倾向。

实验室检查，外周白细胞计数正常或降低，部分患者淋巴细胞减少。胸部 X 线检查为单侧或双侧肺炎改变。患者呼吸道标本（如鼻咽分泌物、口腔含漱液、气管吸出物或呼吸道上皮细胞），检测出 H5N1 病毒抗原及基因或分离出 H5N1 病毒，可以确诊。

② H7N7 病毒感染：症状较轻，大多数患者可出现眼结膜炎，少数患者伴有温和的流感样症状。

③ H9N2 病毒感染：仅引起一过性的流感症状。

2. 诊断 参照中华人民共和国人禽流感诊疗方案（2005 版修订版），即：根据流行病学史、临床表现及实验室检查结果，排除其他疾病后，制定人禽流感医学观察病例、疑似病例、临床诊断病例、确诊病例的诊断标准。

（三）治疗原则

1. 隔离 对疑似和确诊患者应进行隔离治疗，防止病情恶化及疾病扩散。

2. 对症支持治疗 可应用解热镇痛药降低体温、缓解头痛和全身酸痛等；使用缓解鼻黏膜充血药减轻鼻塞和流涕；使用止咳祛痰药来减轻咳嗽等。

3. 抗流感病毒治疗 应在发病 48 小时内试用抗流感病毒药物，如金刚烷胺、达菲等。

4. 重症患者 对于重症患者，在常规治疗的基础上，加强支持治疗和防治各种并发症。

二、常见护理问题

（一）潜在的危险：传染性

1. 相关因素 可能与患者呼吸道分泌物中分离出特定病毒有关。

2. 危险因素评估

（1）人作为传染源虽然尚未得到证实，但有报道。1997 年香港高致病性禽流感暴发时，大部分患者有鸡鸭等动物接触史或可能接触史。但其中有 1 例 3 岁患儿，其 2 岁表弟和 5 岁表姐先后发病，患儿相互之间有接触史，但其表弟和表姐却无鸡、鸭接触史；2004 年越南报道的疑似病例中有 2 例来自同一家庭。

（2）由于禽流感病毒的特异性，目前发现能够感染人类的禽流感病毒不含有人类及猪等哺乳动物的基因片段，即禽流感病毒不能直接传给人类。禽流感病毒还具有变异快的特点，如果人类同时感染了禽、人两种流感病毒，两种流感病毒在人体细胞中发生重组，使禽流感病毒获得人体基因片段并具备对人类细胞的亲嗜性，这种新病毒有可能引起全球流感大流行。

3. 护理措施

（1）《中华人民共和国传染病防治法》规定本病属乙类传染病，按甲类传染病管理。

（2）按呼吸道严密隔离，隔离期一般为 1 周或至主要症状消失。感染 H5N1 病毒者，隔离期为 3 周。

（3）为防止人类间相互传染，对患者和医务人员的具体隔离措施参照严重急性呼吸综合征的要求。

（二）体温升高

1. 相关因素　与病毒血症有关。重症患者除病毒血症外，还可能与继发细菌感染有关。

2. 临床表现　主要见于 H5N1 型禽流感病毒感染，表现为起病急骤，体温持续在 39℃以上，热程 1~7 天，一般 2~3 天多见。

3. 护理措施

（1）休息

应卧床休息，多饮水。

（2）饮食

易消化的半流饮食。病情危重不能经口进食期间，应采取留置胃管经胃肠道营养加部分静脉营养的方式保证营养的摄入。

（3）病情观察

① 加强生命体征的监测。监测体温、脉搏，尤其小儿患者应预防高热惊厥的发生或出现体温不升；监测呼吸，注意呼吸节律和呼吸频率，观察有无呼吸困难、发绀等缺氧症状；监测血压，注意有无出血倾向。② 密切观察血常规，白细胞、血小板，尤其是淋巴细胞减少是死亡的高危因素。③ H5N1 型禽流感病毒感染后咽拭子病毒负荷量高，准确采集咽拭子标本，以便尽早分离出病原体。

（4）降温

首先采用物理降温方法，如冰敷、温水擦浴、乙醇擦浴等，必要时使药物降温。在降温过程中应密切观察病情变化，注意保暖，降温后应及时观察降温效果并做好记录。

（5）Reye 综合征

儿童避免使用阿司匹林等水杨酸类药物退热，以免引起 Reye 综合征。Reye 综合征多发生在 2～16 岁，其临床表现为：在热退数日后出现恶心、呕吐，继而出现嗜睡、昏迷、惊厥等神经系统症状，脑脊液压力升高，细胞数正常，脑脊液中可检测出流感病毒 RNA；肝大而无黄疸，肝功能轻度损害，血氨增高。病理检查可发现脑水肿和缺氧性神经细胞退行性变，肝细胞脂肪变性。

（6）口腔护理

保持口腔清洁，防止口腔细菌、真菌感染。对重症患者进行口腔护理时，应注意口腔黏膜是否有血疱、牙龈出血，及早发现出血倾向。

（7）皮肤护理

出汗多的患者应注意勤更衣，保持皮肤清洁干燥。

（三）低效性呼吸状态

1. 相关因素　与肺部病变引起呼吸浅快，同时血中氧含量急剧下降有关。

2. 临床表现　H5N1 型禽流感病毒感染早期可以出现下呼吸道症状，表现为呼吸急促、呼吸窘迫、吸气异常爆裂音，时有血痰，严重者出现呼吸衰竭。X 线胸片有明显异常改变。

3. 护理措施

（1）注意休息：重症患者应绝对卧床休息，减少机体耗氧量。

（2）密切观察呼吸频率、节律和幅度，监测血氧饱和度，有呼吸困难者应给予氧疗。出现呼吸衰竭的患者应及时行机械通气，并执行相应的机械通气护理常规。

（3）密切观察患者咳嗽的性质，痰液的颜色、性状和量。避免患者用力和剧烈咳嗽，可经常协助患者翻身、拍背，鼓励患者多饮水，患者咳嗽、咳痰时，护理人员应站在患者的背面。行机械通气的清醒患者可给予超声雾化吸入。

（4）各项护理操作尽量集中实施，减少对患者不必要的刺激。各项高危操作，如更换床单、气管内吸痰、采集标本等，动作应轻、准、稳，尽量缩短护理人员的暴露时间。

三、健康教育

（一）心理指导

H5N1 病毒感染发病初期症状与普通流感类似，应引起足够重视。关心患者，反复追问患者有无可疑的禽流感病毒接触史，正确采集标本，以协助医生尽早确诊。确诊病例，患者因持续高热、症状加重而出现情绪波动时，护士应安慰患者，帮助患者树立战胜疾病的信心，鼓励患者表达自己的不适症状，以便及时给予帮助；并及时转达其家人的关怀，使患者体会到被关爱和被照顾，从而产生安全感，积极配合治疗。本病多见于不到 13 岁的儿童，在沟通和开展心理指导时，要多考虑儿童的特点，才能取得更好的效果。

（二）饮食指导

发热期间应进食易消化的半流饮食，如面条、馒头、稀饭、面包等，适当补充新鲜果汁；重症患者要确保热量供应，按体重计算热量，不能口服部分，静脉补充。为了维持机体在高分解代谢状态下的正氮平衡，应保证优质蛋白的摄入占总热量的20％，同时供给各种维生素等营养物质。使用机械通气的患者可采取留置胃管给予鼻饲饮食，或给予静脉输入全合一肠外营养液。

（三）休息与活动

患者发热期间应注意卧床休息，减少活动；如出现胸闷、气促，应绝对卧床休息，避免各项活动，护士应协助做好生活护理，避免一切不必要的刺激，各项护理治疗工作尽量集中进行。病情好转后逐渐增加活动量，先在病床上独坐，然后扶床站立，再在室内慢走；同时每天应训练深呼吸，如用鼻深吸气至不能再吸时，屏气 1～2 秒后用口呼气，使气体尽量排出，此方法有利于增大肺泡通气量，可防止肺泡萎陷，有利于萎陷的肺泡膨胀。

（四）用药指导

1. 用于禽流感病毒感染的抗病毒药物分为三类，即神经氨酸酶抑制药奥司他韦（商品名为达菲）；离子通道 M2 阻滞药金刚烷胺和金刚乙胺；利巴韦林

（又称三氮唑核苷、病毒唑）。其中，奥司他韦为首选的抗 H5N1 药物，可减少肺炎和支气管炎并发症，减少抗生素的使用和缩短住院时间，不良反应有恶心、呕吐，症状是一过性的，常在服用第 1 剂时发生。早期应用金刚烷胺可阻止病情发展、减轻病情、加速恢复、改善预后，不良反应有注意力不集中、眩晕、嗜睡等神经系统症状。

2. 对中毒症状较重、并发急性呼吸窘迫综合征、休克、脑水肿等患者，可采用肾上腺糖皮质激素短期冲击治疗，用药期间应注意类固醇药物的不良反应，如骨的缺血性坏死、结核病的播散、真菌性感染等。

（五）出院指导

1. 保持乐观的心情，适当加强体育锻炼，注意劳逸结合。

2. 进食新鲜食物，注意生熟食要分开，食物应煮熟、煮透。

3. 室内应注意通风换气，保持空气新鲜。

4. 如有不适，应及时门诊复查。

（六）预防

1. 加强禽类管理，监测和控制传染源

（1）加强动物监督检疫工作，特别是周边国家或地区发生疫情后，要防止禽流感传入我国。

（2）避免家禽与野生禽类接触，使家禽远离可能污染的水源。家禽和家畜不能混养，要特别注意科学处理家禽、家畜的粪便。

（3）一旦发现高致病性禽流感，为防止疫情扩散，应立即封锁疫源地，将病禽所在禽场（户）或其他有关屠宰、经营单位划为疫点，捕杀以疫点为中心3km 内的所有家禽，彻底销毁受污染的物品，彻底消毒疫区环境，并做无害化处理。距疫区 5km 内的周边地区划为受威胁区，对家禽应强制免疫。10km 以内禁止活禽交易。

（4）活禽市场应加强管理，使用便于消毒的塑料笼子，每天对市场进行彻底消毒，未出售的禽类不得再带回养禽场。

2. 加强对重点人员的知识宣教，切断传播途径

（1）发生禽流感疫情时，一般人员应尽量避免与病禽接触，特别是儿童、老人及体弱者。进入疫区的工作人员和消毒防疫人员，应穿防护服，戴防毒面

具或口罩，戴手套；接触禽类后，要用洗手液和清水彻底洗手。必要时预服抗病毒药物。

（2）一旦发生人禽流感病毒感染疫情，应对患者所在单位和家庭进行彻底消毒，患者应住院隔离治疗。

（3）收治禽流感病毒感染患者的医院门诊和病房，以及检测病毒的实验室应做好隔离消毒和防护工作，防止医院感染和实验室的感染和传播。

3. 养成良好的卫生习惯，提倡健康的生活方式

（1）加强体育锻炼，避免过度劳累。

（2）注意饮食卫生，勿食生或不熟的禽产品，案板要生熟分开，禽产品一定要烹熟后再食用。

（3）室内空气应保持新鲜流通，个人应养成勤洗手、剪指甲、不随地吐痰的良好习惯。

4. 预防接种　到目前为止，尚未研究出可供人类使用、能有效预防禽流感的疫苗。一般用于甲型流感病毒的三联疫苗主要预防人类流感，对 H5N1 禽流感病毒没有预防作用。在禽流感流行期间，高危人群和儿童、老人、体弱者应注射甲型流感病毒三联疫苗，以防止人类同时感染人、禽两种流感病毒，减少基因重组的机会。

第三节　中毒型细菌性痢疾

细菌性痢疾是由志贺菌属引起的肠道传染病，中毒型细菌性痢疾是急性细菌性痢疾的危重型，起病急骤，临床以突发高热、嗜睡、反复惊厥、迅速发生休克和昏迷为特征。病死率高。

一、护理评估

（一）病因与发病机制

细菌性痢疾的病原菌为痢疾杆菌，属志贺菌属，分 A、B、C、D 共四群（痢疾志贺菌、福氏志贺菌、鲍氏志贺菌、宋内志贺菌），我国以福氏志贺菌多

见，其次为宋内志贺菌。痢疾杆菌对外界抵抗力较强，耐寒、耐湿，但不耐热和阳光，一般消毒剂均可将其灭活。

中毒性痢疾发病机制尚不十分清楚，可能和机体对细菌毒素产生的异常强烈的过敏反应（全身炎症反应综合征）有关。

痢疾杆菌经口进入人体后，侵入结肠上皮细胞并生长繁殖，细菌裂解后可释放大量内毒素和少量外毒素。大量内毒素进入血液循环，致发热、毒血症及全身微血管障碍。内毒素作用于肾上腺髓质及兴奋交感神经系统释放肾上腺素、去甲肾上腺素等，使小动脉和小静脉发生痉挛收缩。内毒素直接作用或通过单核巨噬细胞系统，使组氨酸脱羧酶活性增加，或通过溶酶体释放，导致大量血管扩张物质释放，使血浆外渗，血液浓缩；还可使血小板聚集，释放血小板因子，促进血管内凝血，加重微循环障碍。

中毒性菌痢的上述病变在脑组织中最为显著，可发生脑水肿甚至脑疝，出现昏迷、抽搐及呼吸衰竭，这是中毒性菌痢死亡的主要原因。

（二）临床表现

潜伏期通常为 1～2 天，但可短至数小时，长至 8 天。起病急骤，患儿突然高热，体温可达 40℃ 以上，常在肠道症状出现前发生惊厥，短期内（一般在数小时内）即可出现中毒症状。肠道症状往往在数小时或数十小时后出现，故常被误诊为其他热性疾病。

根据临床特点，可将本病分为四种类型。

1. 休克型（皮肤内脏微循环障碍型） 主要表现为感染性休克。早期为微循环障碍，患儿面色苍白、肢端厥冷、脉搏细数、呼吸增快、血压正常或偏低、脉压小；随着病情进展，微循环淤血、缺氧，面色青灰、肢端冷湿、皮肤花纹、血压明显降低或测不出、心音低钝、少尿或无尿；后期可伴心、肺、肾等多系统功能障碍。

2. 脑型（脑微循环障碍型） 以颅内压增高、脑水肿、脑疝和呼吸衰竭为主。患儿有剧烈头痛、呕吐、血压增高，心率相对缓慢，肌张力增高，反复惊厥及昏迷。严重者可呈现呼吸节律不齐、瞳孔两侧大小不等，对光反应迟钝。此型较重，病死率高。

3. 肺型（肺循环障碍型） 主要表现为呼吸窘迫综合征。以肺微循环障碍为主，常由脑型或休克型发展而来，病情危重，病死率高。

4. 混合型 同时或先后出现以上脑型或肺型的征象，极为凶险，病死率更高。

（三）实验室检查

1. 血常规 白细胞总数与中性粒细胞增高。当有 DIC 时，血小板减少。

2. 大便常规 有黏液脓血便的患儿，镜检可见大量脓细胞、红细胞和巨噬细胞。怀疑为中毒性痢疾而未排便者，可用冷盐水灌肠，必要时多次镜检大便。

3. 大便培养 可分离出志贺菌属痢疾杆菌。

4. 免疫学检查 可采用免疫荧光抗体等方法检测粪便的细菌抗原，有助于早期诊断，但应注意假阳性。

（四）治疗要点

1. 降温止惊 高热时可采用物理降温、药物降温或亚冬眠疗法。持续惊厥患儿可用地西泮 0.3mg/kg 肌内注射或静脉注射（最大量每次≤10mg）；用水合氯醛保留灌肠；苯巴比妥钠肌内注射。

2. 抗生素治疗 为迅速控制感染，通常选用两种痢疾杆菌敏感的抗生素，如阿米卡星、头孢噻肟钠或头孢曲松钠等静脉滴注，病情好转后改口服。

3. 防治循环衰竭 扩充血容量，纠正酸中毒，维持水、电解质平衡；在充分扩容的基础上，应用血管活性药物，改善微循环，常用药物有东莨菪碱、酚妥拉明、多巴胺等；及早使用肾上腺皮质激素。

4. 防治脑水肿和呼吸衰竭 保持呼吸道通畅，给氧。首选质量分数 20% 甘露醇注射液，每次 0.5～1g/kg 静脉注射，每 6～8 小时一次，疗程 3～5 天，可与利尿药交替使用。也可短期静脉推注地塞米松。若出现呼吸衰竭，及早使用呼吸机治疗。

二、护理措施

（一）基础护理

1. 保证营养供给 给予营养丰富、易消化的流质或半流质饮食，多饮水，促进毒素排出。禁食易引起胀气、多渣等刺激性食物。

2. 心理护理　提供心理支持，减轻焦虑心情。

（二）疾病护理

1. 对症护理

（1）降低体温、控制惊厥

保持室内空气流通新鲜，温湿度适宜。检测患儿体温变化。高热时给予物理降温或药物降温，对持续高热不退甚至惊厥不止者采用亚冬眠疗法，控制体温在37℃左右。

（2）维持有效血液循环

对休克型患儿，适当保暖以改善周围循环。迅速建立并维持静脉通道，保证输液通畅和药物输入。遵医嘱进行抗休克治疗。

2. 专科护理

（1）密切观察病情

专人监护，密切观察神态、面色、体温、脉搏、瞳孔、血压、尿量、呼吸节律变化和抽搐情况，准确记录24小时出入量。

观察患儿排便次数和大便性状，准确采集大便标本送检，注意应采取黏液脓血部分化验，以提高阳性率。大便次数多时或病初水样泻时，要防止脱水的发生。遵医嘱给予抗生素。

（2）防治脑水肿和呼吸衰竭

遵医嘱使用镇静药、脱水药、利尿药等，控制惊厥，降低颅内压。保持呼吸道通畅，做好人工呼吸、气管插管、气管切开的准备工作，必要时使用呼吸机治疗。

（3）预防感染传播

对餐饮行业及托幼机构员工定期做大便培养，及早发现带菌者并予以治疗。加强对饮食、饮水、粪便的管理及消灭苍蝇。在菌痢流行期间口服痢疾减毒或菌苗。有密切接触者应医学观察七天。

三、健康指导

指导家长与患儿注意饮食卫生，不吃生冷、不洁食物，养成饭前便后洗手的良好卫生习惯，向患儿及家长讲解菌痢的传播方式和预防知识。

第四节　病毒性肝炎

病毒性肝炎（Viral hepatitis）是由多种肝炎病毒引起的，以肝炎症和坏死病变为主的一组传染病，具有传染性强、传播途径复杂、流行面广、发病率高等特点。目前确定的肝炎病毒主要有甲型、乙型、丙型、丁型及戊型，各型病原不同，但临床表现基本相似。临床上以乏力、食欲减退、恶心、呕吐、肝大及肝功能异常为主要表现，部分病例会出现黄疸和发热。其中，甲型及戊型主要表现为急性肝炎，而乙型、丙型及丁型可转化为慢性肝炎并可发展为肝硬化和肝细胞癌。

一、护理评估

（一）甲型病毒性肝炎

甲型病毒性肝炎（viral hepatitis type A）简称甲型肝炎，是一种由甲型肝炎病毒（hepatitis A virus，HAV）引起的急性传染病，临床上起病急，多以发热起病，有厌食、恶心、呕吐等消化道症状，伴乏力，部分患者出现尿黄，皮肤、黏膜黄染症状。本病为自限性疾病，绝大多数患者可在数周内恢复正常，一般不转为慢性坚持和病原携带状态。

1. 病原学　甲型肝炎病毒于1973年被发现，属RNA病毒，其宿主范围狭窄，只感染人。HAV抵抗力较强，耐酸碱，100℃加热5分钟或紫外线照射1小时可灭活。

2. 流行病学

（1）感染源：急性期患者和亚临床感染者为主要感染源，在急性患者中不典型的无黄疸型肝炎患者和儿童尤为重要。潜伏期末及黄疸出现前，患者粪便排出甲型肝炎病毒量最多，以发病前4天至发病后4～6天传染性为最强；黄疸出现后2周，粪便仍可排毒，但传染性明显减弱。

（2）传播途径：主要通过接触传播，甲型病毒性肝炎患者的血液和粪便中存在病毒。其具体传播方式有：①日常生活接触传播。②污染水源和食物，如毛蚶、生蚝等，都会引起甲型肝炎暴发流行。

（3）易感人群：人群对甲型肝炎病毒普遍易感，绝大多数成人都有过亚临床感染，并在感染甲型肝炎病毒后产生比较稳固的免疫力，再次感染时一般不发病。我国甲型肝炎以学龄前儿童发病率为最高，青年次之。

（4）流行特征：甲型肝炎是世界性疾病，其流行与年龄、社会经济等因素相关。发病人群以学龄前儿童及青壮年为主。本病无严格季节性特征，在我国的发病高峰多在秋冬季。

3. 发病机制　甲型肝炎的发病机制至今尚未完全阐明。甲型肝炎病毒经口进入人体后，经肠道进入血流，又经一短暂病毒血症后进入肝并繁殖。目前认为其可能有两种作用：一是 HAV 在肝细胞内的复制过程导致肝细胞损伤；二是患者细胞免疫功能导致肝细胞损伤。

4. 临床表现　感染甲型肝炎病毒后，甲型肝炎的潜伏期为 2 ~ 6 周，平均为 4 周。临床分型包括急性黄疸型、急性无黄疸型、淤胆型、亚临床型和肝衰竭。整个病程为 2 ~ 4 个月。

（1）急性黄疸型：临床按病程可分为潜伏期、黄疸前期、黄疸期及恢复期4 个阶段，总病程为 1 ~ 4 个月，偶尔可超过半年。

① 潜伏期：潜伏期为 15 ~ 45 天（平均为 30 天）。患者在此期常无自觉症状，在潜伏期后期，大约感染 25 天以后，粪便中有大量的甲型肝炎病毒排出，潜伏期患者的传染性最强。

② 黄疸前期：起病多较急，常以发热起病，体温可达 38℃ 及以上，随后出现全身乏力和胃肠道症状（厌食，厌油、恶心、呕吐、腹泻、腹胀），少数病例以发热、头痛、上呼吸道感染为主要表现。此期患者尿色逐渐加深，至本期末呈浓茶色。主要体征有轻度的肝、脾大，心率缓慢，肝区压痛及叩击痛。此期血清丙氨酸转氨酶（ALT）明显增高，尿胆红素阳性，病毒标志物血清 IgM 型甲型肝炎病毒抗体（抗 - HAV - IgM）阳性。本期平均持续 5 ~ 7 天。

③ 黄疸期：自觉症状可有所好转，发热减退，尿黄似浓茶，巩膜，皮肤出现黄染，大便颜色变浅，1 ~ 2 周黄疸达高峰。主要体征有肝大、肝区有压痛及叩击痛，部分患者有轻度脾大。肝功能化验单显示丙氨酸转氨酶（ALT）、天冬氨酸转氨酶（AST）明显升高，血清胆红素可超过 17.1μmol / L，此期持续 2

～6周。

④恢复期：黄疸逐渐消退，症状减轻至消失，肝、脾缩小，肝功逐渐恢复正常。此期持续2周至4个月，少有达6个月者。

（2）急性无黄疸型：一般症状较轻，病程较短，易忽略，临床仅表现为乏力，食欲减退，腹胀和肝区痛，但不出现黄疸。可伴有肝、脾大，肝功异常，血清丙氨酸转氨酶（ALT）明显升高，血清IgM型甲型肝炎病毒抗体（抗－HAV－IgM）阳性。病程大多在3个月以内。

（3）急性淤胆型甲型肝炎：本型实为急性黄疸型肝炎的一种特殊形式，特点是起病急，黄疸出现深而时间长，消化道症状轻，肝实质损害不明显，可有灰白便及皮肤瘙痒，血清胆红素明显升高且以直接胆红素为主，血清丙氨酸转氨酶（ALT）中度升高，黄疸持续3周以上，少数患者黄疸持续3个月以上。预后良好。本型须排除肝外梗阻性黄疸。

（4）急性肝衰竭：从急性甲型肝炎发展至急性肝衰竭的患者较为少见，通常发生于老年患者或既往有慢性肝病的患者。急性肝衰竭起病急，发展快，病程在10天以内，黄疸迅速加深，消化道症状明显，极度乏力，出血倾向，并迅速出现肝性脑病症状。其主要体征有意识障碍，扑翼样震颤，肝浊音界缩小等，血清总胆红素上升，凝血时间明显延长。

5. 实验室检查

（1）常规实验室检查：外周血白细胞正常或轻度减少，淋巴细胞相对增多，偶见异型淋巴细胞。黄疸前期末尿胆原及尿胆红素呈阳性反应，是早期诊断的重要依据。

（2）生化检测：血清丙氨酸转氨酶（ALT）于黄疸前期开始升高，血清胆红素在黄疸前期末开始升高，血清丙氨酸转氨酶（ALT）高峰出现在血清胆红素之前，一般在黄疸消退后1至数周内恢复正常。急性黄疸型和急性淤胆型甲型肝炎血清胆红素水平明显升高。

（3）特异性血清学检查：血清IgM型甲型肝炎病毒抗体（抗－HAV－IgM）是甲型肝炎早期诊断最灵敏可靠的血清学标志，于发病数日即可检出，黄疸期达高峰，一般持续2~4个月，以后逐渐下降乃至消失。血清学IgG型甲型肝炎病毒抗体（抗－HAV－IgG）出现于病程恢复期，较持久，是获得免疫力的标志，一般用于流行病学检查。

6. 诊断

（1）有食用被甲型肝炎病毒污染的水或食物史，或与患者有密切接触史。

（2）急性起病，消化道症状明显。

（3）肝功能异常。

（4）检测到抗 – HAV – IgM，是确诊的最可靠依据。

7. 治疗　甲型肝炎是一种自限性传染病，通常预后良好，一般无须特殊治疗。只需根据病情给予适当休息、合理的营养及对症支持治疗，即可迅速恢复健康。对于少数肝衰竭患者，则应采取综合治疗，加强支持治疗，积极预防和治疗各种并发症。

（二）乙型病毒性肝炎

乙型病毒性肝炎（viral hepatitis type B），简称乙型肝炎，是一种由乙型肝炎病毒（hepatitis B virus，HBV）引起的以肝病变为主的传染病。呈全世界范围分布，在发展中国家的发病率较高。据统计，目前全世界无症状乙肝病毒携带者（HBsAg 携带者）超过 2.8 亿，我国约占 1.3 亿。乙型肝炎发病较缓慢，临床上以疲乏、食欲减退、肝大、肝功能异常为主要表现，部分患者可出现黄疸，无黄疸型 HBsAg 持续阳性者易慢性化。

1. 病原学　HBV 属于嗜肝 DNA 病毒科，在电镜下可见三种颗粒：① Dane 颗粒，即大球形颗粒，是完整的 HBV 颗粒，内含乙型肝炎表面抗原和核心抗原，是病原复制的主体。② 小球形颗粒。③管形颗粒。HBV 抵抗力很强，能耐受 60℃ 高温 4 小时及一般浓度的消毒剂，煮沸 10 分钟、65℃ 高温 10 小时或高压蒸汽消毒可灭活。

2. 流行病学

（1）感染源：主要是 HBV 无症状携带者（AsC）和急、慢性乙型肝炎患者。AsC 因数量多、分布广、携带时间长、病毒载量高，是重要的感染源，其中血中 HBeAg、HBV DNA、DNAP 慢性的患者传染性最强。

（2）传播途径：HBV 主要经血和血液制品、母婴、破损的皮肤和黏膜及性接触传播。

① 母婴传播：母婴传播主要发生在围生（产）期。水平传播指未经系统乙

肝免疫接种的围生（产）期后小儿发生 HBV 感染，HBV 主要来自母亲或家人的亲密接触过程中，也可来自社会。

② 医源性传播：a. 经血传播：输入 HBsAg 阳性血液可使 50% 受血者发生输血后乙型肝炎。输入被 HBV 污染的凝血Ⅷ因子、Ⅸ因子、凝血因子复合物等可以传染 HBV。成分输血如血小板、白细胞、压积红细胞也可传播 HBV。b. 经污染的医疗器械传播：不遵循消毒要求的操作，使用未经严格消毒的医疗器械、注射器，侵入性诊疗操作和手术，均是感染 HBV 的重要途径。静脉内滥用毒品是当前急需防范的传播途径。c. 其他：如修足、文身、穿耳，共用剃须刀、牙刷和餐具等，也可以经破损的皮肤黏膜感染 HBV。

③ 性接触传播：HBV 可经性接触传播，西方国家将慢性乙型肝炎列入性接触传播疾病。精液和阴道分泌物中含有 HBsAg 和 HBV – DNA。性滥者感染 HBV 的机会较正常人明显增加。

日常工作或生活接触，如在同一办公室工作，共用办公用品，握手、拥抱，同住一间宿舍，同一餐厅用餐和共用厕所等无血液唾液暴露的接触，一般不会传染 HBV。经吸血昆虫（蚊、臭虫等）传播未被证实。

（3）易感人群：凡未感染过乙型肝炎，也未进行过乙肝免疫接种者，对 HBV 均易感。新生儿普遍易感，发病多见于婴幼儿及青少年。

（4）流行特征

① 地区分布：乙肝呈世界性分布，我国是乙肝的高发区。

② 季节性：无一定的流行周期和明显的季节性。

③ 性别与年龄分布：乙肝在感染率、发病率和 HBsAg 阳性率方面，均显示出男性高于女性。我国在 1992 年把乙肝疫苗纳入儿童免疫规划管理，在 2002 年将乙肝疫苗纳入儿童免疫规划。

3. 发病机制　HBV 通过注射或破损皮肤、黏膜进入机体后，迅速通过血液到达肝和其他器官，引起肝及肝外相应组织的病理改变与免疫功能改变，多数以肝病变最为突出。目前认为，HBV 并不直接引起明显的肝细胞损伤，肝细胞损伤主要由免疫病理引起，即机体的免疫反应在清除 HBV 的过程中会造成肝细胞的损伤。此外，发病机制还可能与感染者的年龄、遗传因素有关。

4. 临床表现　潜伏期为 6 周至 6 个月，一般为 3 个月左右。

（1）急性乙型肝炎

① 急性黄疸型肝炎：按病程可分为 3 期，总病程为 2 ～ 4 个月。a. 黄疸前期：起病较缓，主要表现为厌食、恶心等胃肠道症状及乏力。少数患者有呼吸道症状，偶尔可有高热、剧烈腹痛，少有血清病样表现。本期持续数天至 2 周。b. 黄疸期：巩膜及皮肤黄染明显，于数日至 2 周达高峰。黄疸出现后，发热渐退，食欲好转，部分患者消化道症状在短期内仍存在。此期持续 2 ～ 6 周。c. 恢复期：黄疸渐退，各种症状逐步消失，肝脾回缩至正常，肝功能恢复正常，本期持续 4 周左右。临床和血清学恢复后，肝组织病变减轻，但充分恢复需在半年以后。

② 急性无黄疸型肝炎：起病徐缓，症状类似上述黄疸前期表现，不少患者症状不明显，在普查或查血时，偶尔可发现血清 ALT 升高，患者多于 3 个月内逐渐恢复，有 5% ～ 10% 转为慢性肝炎。

（2）慢性乙型肝炎：病程超过 6 个月。

① 慢性迁延性肝炎（慢迁肝）临床症状轻，无黄疸或轻度黄疸、肝轻度增大，脾一般触不到。

② 慢性活动性肝炎（慢活肝）临床症状较重、持续或反复出现，体征明显（如肝病面容、蜘蛛痣、肝掌），可有不同程度的黄疸。肝大、质地中等硬，多数脾大。肝功能损害显著，ALT 持续或反复升高，血浆球蛋白升高，A ／ G 比值降低或倒置。部分患者有肝外表现，如关节炎、肾炎、干燥综合征及结节性动脉炎等。也可见到无黄疸者及非典型者，虽然病史较短，症状轻，但具有慢性肝病体征及肝功能损害；或似慢性迁延性肝炎，但经肝组织病理检查证实为慢性活动性肝炎。

（3）重型肝炎：是最严重的一种临床类型，临床上分为急性重型肝炎、亚急性重型肝炎和慢性重型肝炎。临床表现为：① 黄疸迅速加深，血清胆红素高于 $171\mu mol ／ L$。② 肝进行性缩小、肝臭。③ 出血倾向，PLA 低于 40%。④ 迅速出现腹腔积液，中毒性鼓肠。⑤ 肝性脑病。⑥ 肝肾综合征：出现少尿，甚至无尿，血尿素氮升高等症状。

（4）淤胆型肝炎：与甲型肝炎相同，表现为较长期的肝内梗阻性黄疸，而胃肠道症状较轻，肝大、肝内梗阻性黄疸的检查结果持续数月。

5. 实验室检查

（1）肝功能检查：① 胆红素、AST、ALT 升高。急性肝炎时，ALT 明显升高；慢性肝炎和肝硬化时，ALT 轻度或中度升高或反复异常；重症肝炎时，出现"酶胆分离"现象。② 凝血时间延长。③ A／G 降低或倒置。④ 血氨升高等。

（2）特异血清病原学检查

① HBsAg 与抗－HBs：HBsAg 阳性提示 HBV 感染，抗－HBs 阳性提示有 HBV 抗体。

② HBeAg 与抗－HBe：HBeAg 阳性提示 HBV 复制活跃，抗－HBe 阳性提示复制停止。

③ 抗－HBc：抗－HBcIgM 阳性提示急性期感染；抗－HBcIgG 阳性提示既往感染。

④ HBV－DNA：是病毒复制和传染病的直接指标。

6. 诊断　有不洁注射、手术、输血和血液制品史，以及乙型肝炎密切接触史等，临床表现为恶心、呕吐、乏力、黄疸、肝功能异常，根据病原学结果可以确诊。

7. 治疗

（1）急性乙型肝炎的治疗：急性病毒性肝炎一般具有自限过程，患者应注意适当休息。症状较重，有黄疸者应卧床休息。给予清淡、富含营养且易消化吸收的饮食，注意蛋白质及维生素的摄入。恶心呕吐致影响进食、热量不足者，应每日输液补充。

（2）慢性乙型肝炎的治疗：慢性乙型肝炎治疗的总体目标是：最大限度地长期抑制或消除 HBV，减轻肝细胞炎症坏死及肝纤维化，延缓和阻止疾病进展，减少和防止肝失代偿、肝硬化、HCC 及其并发症的发生，从而改善生活质量和延长存活时间。

① 基础治疗：休息、合理饮食。

② 抗病毒治疗：a. 干扰素治疗：普通干扰素、聚乙二醇干扰素。b. 核苷酸类药物治疗：常用药物包括拉米夫定、阿德福韦酯、恩替卡韦和替比夫定等。

③ 免疫调节：常用免疫调节剂包括胸腺素、重组人白细胞介素、治疗性疫

苗、糖皮质激素。

④ 抗炎保肝和抗纤维化治疗：常用药物包括甘草酸、联苯双酯、双环醇等。

其中，抗病毒治疗是关键，只要有适应证，且条件允许，就应进行规范的抗病毒治疗。

（三）丙型病毒性肝炎

丙型病毒性肝炎（hepatitis C virus）简称丙型肝炎，是由丙型肝炎病毒（hepatitis C virus，HCV）感染引起的以进展性的肝炎症为主的病毒性肝疾病，主要通过血液途径传播，是输血后肝炎的主要类型。

1. 病原学　丙型肝炎病毒为单股正链 RNA 病毒，属于黄病毒科丙型肝炎病毒属，HCV 呈球形颗粒，病毒基因组易于在复制过程中变异。HCV 对一般化学消毒剂敏感；100℃高温 5 分钟或 60℃高温 10 小时、高压蒸汽和甲醛熏蒸等均可灭活病毒。

2. 流行病学

（1）感染源：急、慢性患者和无症状病毒携带者。病毒携带者有更重要的感染源意义。我国人群中抗 HCV 阳性者达 3.2%。

（2）传染途径：类似乙型肝炎，为 RNA 病毒，主要有以下传染途径。

① 输血及血液制品：经输血传播 HCV 曾经是导致输血后肝炎的主要原因，占输血后非甲非乙型肝炎的 85%。我国自 1992 年对献血者进行抗 – HCV 筛选后，该途径得到了有效控制，第 1 代抗 – HCV 酶免检测方法的应用使输血传播 HCV 的危险性降低了 80%，但检测的"窗口期"较长，急性感染尚未出现症状且抗 – HCV 尚未转阳者仍可能成为感染源。使用第 3 代抗 – HCV 酶免检测方法筛选献血者后，窗口期漏检的比例已大幅度下降，约为 0.000 4%。血液制品的用量和 HCV 感染的危险性直接相关。

② 注射：不安全注射、使用非一次性注射器和针头。

③ 经破损的皮肤和黏膜暴露传播：未经严格消毒的牙科器械、内镜及侵袭性操作，共用剃须刀、牙刷，文身和穿耳等也是 HCV 潜在的经血传播方式。

④ 生活密切接触：有部分 HCV 感染者没有明确的输血及血液制品、注射史，推测感染可能与家庭生活中的密切接触有关。

⑤ 性接触传播：多个性伴侣及同性恋者属高危人群。

⑥ 母婴传播：围产期 HCV 传播是母婴传播的主要途径，母婴平均传播率为 2%。影响母婴传播的危险因素包括母亲 HCV – RNA 的滴度和母亲合并感染 HIV。

3. 发病机制　HCV 引起肝细胞损伤的机制与 HCV 的直接致病等有关。HCV 的直接致病作用可能是急性丙型肝炎中肝细胞损伤的主要原因，而慢性丙型肝炎则以免疫损伤为主要原因。

丙型肝炎慢性化的可能机制：① HCV 易变异，从而逃避机体免疫。② HCV 在血液中水平很低，容易产生免疫耐受。③ HCV 具有泛嗜性，不易被清除。④ 免疫细胞可被 HCV 感染，导致免疫功能紊乱。

4. 临床表现

（1）急性丙型肝炎：丙型肝炎病毒潜伏期为 2 ~ 26 周，平均潜伏期为 7 ~ 8 周，但波动范围较广。

急性丙型肝炎的临床表现不明显，症状轻微，临床症状和其他病毒性肝炎症状相同，包括不适、尿黄、恶心，部分患者可伴有呕吐，腹部不适和（或）黄疸。2/3 以上的病例可无黄疸，部分患者无明显症状，表现为隐匿性感染。

（2）慢性丙型肝炎：临床表现取决于肝疾病所处的阶段。在没有肝硬化的慢性肝炎患者中，约 1/3 有临床症状，症状与其他慢性肝病相同，主要表现为乏力、食欲减退、腹部不适。乏力是慢性丙型肝炎最常见的临床表现，根据疾病阶段的不同，50% ~ 100% 的患者有乏力表现。其他表现在疾病初期都比较少见，随着疾病的进展而明显。还可有肌肉疼痛，关节疼痛和瘙痒等症状。30% ~ 70% 的患者有轻到中度肝大表现，部分患者有脾大表现。

（3）肝外表现：近年来，有对照研究显示，HCV 感染与迟发性皮肤卟啉病、扁平苔藓、白癜风、特发性混合性冷球蛋白血症、膜增生性肾小球肾炎，以及非霍奇金淋巴瘤密切相关。与糖尿病、低度恶性的 B 细胞淋巴瘤、Mooren 角膜溃疡、自身免疫性甲状腺炎、干燥综合征、特发性肺纤维化、关节痛、肌痛可能有关。

明确慢性丙型肝炎病毒（HCV）感染的肝外表现和与 HCV 感染的相关性具有重要的意义。第一，由于慢性丙型肝炎的发展隐匿，临床表现不典型，最主要的临床表现是乏力，所以对 HCV 感染肝外表现的认识可以促进对慢性丙型肝炎的早期诊断和及时治疗；第二，有些疾病对慢性丙型肝炎的治疗有效，比如慢性丙型肝炎患者的膜增生性肾小球肾炎会在抗病毒治疗后缓解，因此对该类患者应当立即予以治疗；第三，具有这些表现的患者在临床上应该检测 HCV 的感染标志。

5. 实验室检查

（1）丙型肝炎病毒核糖核酸（HCV – RNA）：病程早期即可出现。

（2）丙型肝炎病毒抗体（抗 – HCV）：是丙型肝炎病毒感染的标志，而不是保护性抗体。

6. 诊断

（1）急性丙型肝炎的诊断

① 流行病学史：2 ~ 16 周（平均为 7 周）前有明确的 HCV 暴露史。

② 临床表现：全身乏力、食欲减退、腹部不适等，少数伴低热，轻度肝大，部分患者可出现脾大。少数患者可出现黄疸。部分患者无明显症状，表现为隐匿性感染。

③ 实验室检查：ALT 多呈轻度和中度升高，抗 – HCV 和 HCV – RNA 阳性。HCV – RNA 常在 ALT 恢复正常前转阴，但也有 ALT 恢复正常而 HCV – RNA 持续阳性者。

（2）慢性丙型肝炎的诊断

① 诊断依据：HCV 感染超过 6 个月，或发病日期不明，无肝炎史，但肝组织病理学检查符合慢性肝炎，或根据症状、体征、实验室及影像学检查结果综合分析，亦可作出诊断。

② 慢性丙型肝炎肝外表现：包括特发性混合性冷球蛋白血症、血管炎、膜增生性肾小球肾炎、迟发性皮肤卟啉病、B 细胞淋巴瘤、Mooren 角膜溃疡、自身免疫性甲状腺炎、干燥综合征、扁平苔藓、特发性肺纤维化。

7. 治疗　抗病毒治疗是对丙型肝炎最有效的治疗。

（1）聚乙二醇干扰素与利巴韦林联合治疗：这是目前最有效的治疗方案。

（2）普通干扰素与利巴韦林联合治疗：治疗目标是清除或持续抑制 HCV 的复制，获得持续病毒学应答；延缓肝病变的进展，并改善患者的生活质量。

（四）丁型病毒性肝炎

丁型病毒性肝炎（viral hepatitis type D）简称丁型肝炎，是由丁型肝炎病毒（hepatitis D virus，HDV）引起的急性或慢性肝炎症病变。HDV 具有高度传染性，与乙型肝炎协同或重叠感染，可使病情加重、慢性化，进而发展成肝硬化。

1. 病原学　HDV 外壳为 HBsAg，是一种缺陷性病毒，传播需 HBV 等嗜肝 DNA 病毒的帮助，与它们装配成完整病毒。完整的 HDV 颗粒呈球形，HDV 基因组是一个单链、环状 RNA。HDV 可与 HBV 同时感染人体，但大部分情况下是在 HBV 感染的基础上引起重叠感染。

2. 流行病学

（1）感染源：主要是丁型肝炎的急、慢性患者和 HDV 携带者。

（2）传播途径

① 经血液或血液制品传播：可以通过输入带有 HDV 的血液制品或使用病毒污染的注射器、针头而发生感染。

② 日常生活密切接触：含有 HDV 的体液通过隐性破损的皮肤、黏膜进入血液而感染。

③ 母婴传播：HDV 感染的孕妇，围生期有 HBV 活动性感染时，可以传播给新生婴儿，但不是重要的传播途径。

（3）人群易感性：主要是 HBsAg 携带者，特别是 HBsAg 阳性的药瘾者及男性同性恋者。

（4）流行特征：HDV 感染遍及全球，我国西南地区感染率较高。

3. 发病机制　多数研究显示，HDV 有直接致肝细胞病变的作用，包括引起脂肪变性、肝细胞空泡形成、肝细胞灶性坏死、实质内单核炎症细胞相对减少等病变，但不能排除免疫介导的损伤作用；多数学者认为 HDV 感染对 HBV 的复制起抑制作用，但慢性乙型肝炎患者常因重叠 HDV 感染引起双重损害而表现出肝病重症化，且肝硬化及肝癌发生率增加。

4. 临床表现　根据 HDV 与 HBV 感染的时间关系，HDV 感染分为两种类型：HDV 与 HBV 同时感染，可称为协同感染或共感染；在原有慢性 HBV 感染的基础上再感染 HDV，即重叠感染。

（1）HDV／HBV 同时感染：表现为急性丁型肝炎，潜伏期为 4 ～ 20 周。

临床表现及生化特征与单纯急性乙型肝炎相似，是一个自限性过程，整个病程较短，可有乏力、食欲下降、黄疸、肝区疼痛及肝大等症状。部分患者有双峰型 ALT 增高，两峰之间的时间差为 2 ~ 4 周，可能是 HBV 与 HDV 感染的相继表现。由于急性乙肝 HBV 血症持续时间很短，HDV 感染常随 HBV 的消失而终止，故肝内 HDVAg 仅一过性阳性，血清抗 - HDVIgM 呈低滴度短暂升高，而后继发的抗 - HDIgG 出现。HDV/HBV 同时感染多数预后良好，只有少数患者可发展为肝衰竭。

（2）HDV / HBV 重叠感染：其临床经过主要取决于 HDV 感染时 HBV 感染的状态及肝损害程度，可有如下表现：

① 自限性丁型肝炎：一般临床症状并不严重，或无明显临床表现，病程较短。HBsAg 携带者感染 HDV 后，首先肝内出现 HDVAg，接着是 HDVAg 血症，血清抗 - HDVIgM 及 IgG 相继转为阳性。一旦 HDV 被清除，抗 - HDVIgM 下降，而抗 HDVIgG 则可维持高水平数年。只有少数患者是经过这种自限性痊愈的，此类 HDV 患者在 HBV 感染高发流行地区比较多见。

② 慢性进行性丁型肝炎：约 70% 的重叠感染者发展为慢性携带者，表现为慢性感染急性发作或病情恶化。肝细胞核内 HDVAg 持续阳性，但血清 HDVAg 仅一过性出现，抗 - HDVIgM 及抗 - HDVIgG 呈高滴度并持续不降。最常见的组织学改变为慢性肝炎或肝硬化。

③ 肝衰竭（重型肝炎）：活动性 HBV 感染患者在重叠感染后病情迅速进展，60% ~ 70% 的患者在短期内从慢性活动性肝炎发展成活动性肝硬化，出现严重肝功能失代偿、肝衰竭，病死率甚高。

5. 实验室检查

（1）抗 - HDVIgM 和抗 - HDVIgG 检测：抗 - HDVIgM 提示现症感染，抗 - HDVIgG 提示既往感染。

（2）用 RT - PCR 方法检测 HDV - RNA：这是目前确定 HDV 病毒血症的最敏感的方法，而且可用于监测抗病毒治疗的效果。

6. 诊断

（1）检查乙型肝炎各项血清标志，明确 HBV 的感染状态。

（2）肝功能检查 ALT 等指标，以确定肝是否存在活动性病变。

（3）检测 HDV 的直接和间接标志。

（4）肝活检明确病理诊断，同时检测肝组织内的病毒抗原；根据病史体检综合分析明确 HDV 感染的类型。

7. 治疗

（1）同时感染：一般预后良好，可按急性肝炎原则治疗。

（2）重叠感染：尚无有效的治疗方法。首选药物是 α – 干扰素，疗程为 1 年以上。目前，据国内外报道，聚乙二醇 α – 干扰素可提高应答率，核苷类似物对 HDV 无抑制作用；肝移植的进展使 HDV 肝病的预后有所改变。

（五）戊型病毒性肝炎

戊型病毒性肝炎（viral hepatitis type E）简称戊型肝炎，是由戊型肝炎病毒（hepatitis E virus，HEV）引起的急性传染病，感染源和传染途径与甲型肝炎相似。青壮年发病率高，儿童常见隐性感染，未见有确切的慢性病例和病原携带状态。主要经粪 – 口途径传播，可因粪便污染水源或食物引起暴发流行。临床上表现为急性起病，可有畏寒、发热、食欲减退、恶心、疲乏、肝大及肝功能异常；不少病例出现黄疸，特别是孕妇，病死率较高。病后可能有一定时期的免疫力。

1. 病原学　戊型病毒性肝炎为球形颗粒，无包膜，国际病毒分类委员会（ICTV）将 HEV 归类为未分类病毒。HEV 基因组为单股正链 RNA，该病毒不稳定，对高盐、氯化铯、氯仿敏感，在碱性环境中较稳定。

2. 流行病学

（1）感染源：患者是本病的主要感染源，亚临床型患者和隐性感染者也是感染源。潜伏期末和急性期早期传染性最强。

（2）传染途径：主要通过接触传播，也可以经母婴垂直传播、经输血传播。

（3）易感人群：普遍易感，青壮年发病率高，儿童和老年人发病率较低。

3. 发病机制　戊型肝炎的发病机制尚不完全清楚，可能与甲型肝炎相似。可能是病毒直接致肝细胞病变和细胞免疫引起肝细胞损伤。

4. 临床表现

（1）潜伏期：戊型肝炎的潜伏期为 2 ~ 10 周，平均为 6 周。也有更长或更短潜伏期的报道，可能与病毒自身的特性和病毒感染的数量有关。

（2）急性戊型肝炎（黄疸型）：最为多见，临床表现与甲肝相似，但与急性甲型肝炎相比，发病年龄偏大，黄疸前期较长，胆汁淤积程度深，症状更重。

① 黄疸前期：主要表现为起病急，起病时可有发热、乏力、周身不适、继之出现食欲减退，有消化道症状（恶心、呕吐、上腹不适、肝区痛、腹胀、腹泻等）。部分患者有关节痛，尿色逐渐加深，到本期末呈浓茶色。此期持续数天至半月，平均为 3 ~ 4 天。

② 黄疸期：随着体温下降，消化道症状可有减轻，但尿黄更明显，大便色浅，呈灰白色，巩膜、皮肤出现黄染并逐渐加深，皮肤瘙痒，此期一般为 10 ~ 30 天。

③ 恢复期：此期一般为 2 ~ 3 周，少数达 4 周。肝、脾回缩，症状、体征及化验指标全面好转。

（3）急性戊型肝炎（无黄疸型）：表现比黄疸型轻，部分患者无临床症状。儿童感染 HEV 后，多表现为亚临床型，而成年人则多表现为临床型感染。

（4）淤胆型戊型肝炎：淤胆型戊肝比较常见，发生率高于甲肝，特别是老年病例。临床主要表现为较长时间的肝内梗阻性黄疸，而消化道症状相对较轻。黄疸常在 2 ~ 6 个月后消退，本型预后多数较好。

（5）重型戊型肝炎（肝衰竭）：约占戊型肝炎的 5%，发病率高于重型甲型肝炎，有急性重型肝炎和亚急性重型肝炎的临床经过。老年人、病毒重叠感染者及孕妇患者肝衰竭的发生率高，尤以乙肝患者再感染 HEV 时易为发生。

急性重型戊型肝炎在孕妇中多见，尤其是妊娠晚期孕妇；病情发展迅猛，多数孕妇在正常生产和早产后病情急剧变化，黄疸在轻度和中度升高时即可呈现一系列肝衰竭（重型肝炎）的临床表现，肝活检镜下可见部分水肿、变性的肝细胞，肝性脑病和脑水肿程度深；昏迷病例皆有脑水肿，易发生呼吸衰竭而死亡，病死率高达 20%。亚急性重型戊型肝炎较为少见（急性和亚急性重型肝炎之比约为 17：1），患者黄疸程度深，持续时间长，肝性脑病程度轻，而腹腔积液及低蛋白血症比较明显。

5. 实验室检查

（1）抗 - HEV 检测：抗 - HEVIgG 检测和抗 - HEVIgM 检测。

（2）HEV 的分子生物学检测：RT – PCR 可特异性地检测 HEV – DNA。

6. 诊断　特异血清病原学检查是确诊的依据，抗 – HEV – IgM 病程急性期阳性率为 100％。

7. 治疗

（1）病情较轻的给予适当休息、合理的营养及对症支持治疗，即可迅速恢复健康。

（2）对于暴发性肝衰竭患者，可考虑肝移植。

（3）对于孕妇和老年人，应及早采取综合治疗，加强支持治疗，积极预防和治疗各种并发症。

二、护理措施

1. 隔离　在标准预防的基础上，还应采用接触传播的隔离与预防。

2. 减少活动　急性肝炎、慢性肝炎活动期、重症肝炎患者应卧床休息，以降低机体代谢率，增加肝的血流量，减轻肝负担，缓解肝淤血，有利于肝细胞恢复。恢复期时可以开始做适度的运动，以散步为主，以不感到疲劳为度。

3. 保持营养供给　饮食原则：① 肝炎急性期患者多有食欲明显下降，消化道症状较重，其饮食以清淡、易消化、富含维生素的流质食物为主；进食少，不能满足机体需要的，可遵医嘱静脉补充营养。② 黄疸消退期消化道症状缓解，食欲增加后，要少食多餐，避免暴饮暴食，可增加蛋白质和脂肪性食物，多吃水果、蔬菜，蛋白质 1.5 ～ 2g／（kg·d），糖类 300 ～ 400g／d，以保证摄入足够的热量和蛋白质成分。③ 肝性脑病，要限制蛋白质摄入量，20g／d，以植物蛋白为主。④ 肝硬化并食管胃底静脉曲张者，应食菜泥、肉末等半流质食物，要避免食用坚硬、鱼刺、油炸等食品。

4. 病情观察

（1）胃肠道症状：观察患者的食欲，若有无恶心、呕吐、腹胀、腹泻等症状，应及时调整饮食。

（2）黄疸：每日观察皮肤、巩膜黄疸程度，有皮肤瘙痒的，避免抓挠引起皮肤破损。

（3）出血：观察有无出血倾向，如皮下、牙龈、鼻腔、呕血及便血等。

5. 对症护理

（1）保持皮肤清洁：① 每日用温水擦拭全身皮肤，不用有刺激性的肥皂与化妆品，适当擦润肤油。② 穿着布制柔软、宽松的内衣裤，常换洗，并保持床单及床位清洁、干燥，使患者有舒适感，可减轻瘙痒。③ 胆盐沉着引起皮肤瘙痒的，重者可给予局部涂抹止痒药，也可口服抗组胺药。④ 及时修剪指甲，避免抓挠引起皮肤破损，皮肤已有破损者应注意保持局部清洁、干燥，预防感染。⑤ 必要时可采用转移患者注意力的方法减轻皮肤瘙痒。

（2）减少出血：① 用软毛牙刷或棉球清洁口腔，男性改用电动剃须刀，防止损伤皮肤黏膜。② 注射时尽量用小孔径针头。③ 抽血或注射后延长按压时间，直至局部不出血。④ 提高穿刺成功率，避免在同一部位反复穿刺。

（3）减轻焦虑：患者得病后容易产生紧张、焦虑、抑郁、悲观等不良情绪，要经常与患者交谈，对患者进行心理疏导，使其正确对待疾病，告知患者不良情绪会影响机体免疫力，不利于恢复。

6. 用药护理

（1）每日观察抗病毒药物治疗不良反应，有无流感样症状，有无骨髓抑制、食欲减退等症状，及时对症处理，减轻不良反应。

（2）严格按医嘱执行，不得随意减量或停药。

7. 健康指导

（1）向患者讲解病毒性肝炎的传播途径、隔离期、隔离措施、消毒方法及家属如何预防等知识。出院后可实施适当的家庭隔离，如患者的食具、用具和洗漱用品应专用，患者的排泄物、分泌物须在消毒后弃去。家中密切接触者，可行预防接种。

（2）定期复查，出院后第 1 个月 2 周复查 1 次，如 2 次都正常可以改为 1～2 个月复查 1 次。如检查持续正常，建议随访 2 年。

（3）按医嘱使用护肝药物，不滥用药物，特别应禁用损害肝的药物。

（4）保持乐观情绪，禁饮酒。

三、预防

1. 预防甲型、戊型肝炎的重点是加强粪便管理，保护水源，严格饮用水消毒；加强食品卫生和食具消毒管理。

2. 预防乙、丙、丁型肝炎的重点是加强对血源的监测和管理，推广一次性注射用具。

3. 主动免疫易感者：可接种甲型肝炎疫苗和乙肝疫苗预防。

4. 被动免疫 对有甲型肝炎密切接触史的易感者，可用免疫球蛋白（人血丙种球蛋白）预防注射来进行被动免疫。乙肝免疫球蛋白（HBIG）可用于母婴阻断，以及对 HBV 暴露者进行处理。

第八章　周围血管外科护理

第一节　静脉手术护理

一、概述

1. 下肢静脉相关解剖及生理特点

（1）下肢静脉分为深静脉与浅静脉两组

① 深静脉在肌肉之间与同名动脉伴行。

② 浅静脉在筋膜浅面分大隐静脉与小隐静脉（如图8－1所示）：a. 大隐静脉是人体中最长的静脉，起自足背静脉网内侧，经内踝前方、下肢内侧上行，穿过卵圆窝，汇入股静脉。在入股静脉之前的 5 ～ 7cm 一段中，有 3 ～ 7 个分支，而以 5 支最为多见，其分别为腹壁浅静脉、旋髂浅静脉、阴部外静脉、股外侧静脉和股内侧静脉。b. 小隐静脉起自足背静脉网的外侧，经外踝后沿小腿后外侧上行，在腘窝穿过深筋膜，汇入腘静脉。

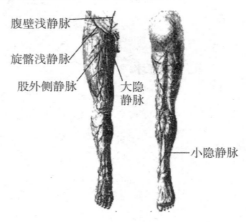

图8－1　下肢静脉

（2）生理特点

① 在深、浅静脉之间，以及大、小隐静脉之间，有许多交通支静脉相互沟通。大腿部深浅静脉的交通支，主要位于缝匠肌下、内收肌管和膝部三处；小腿部以内踝交通静脉与外踝交通静脉最为重要。内踝交通静脉有 3 支，引流小腿下 1／3 内侧面的静脉血，直接进入胫后静脉。外踝交通静脉较粗大，引流小腿下 1／3 外侧面的静脉血，直接进入腓静脉。其瓣膜功能不全，与大、小隐静脉曲张的发生和静脉淤积性溃疡的形成有密切关系。大、小隐静脉之间的交通支主要位于膝部附近。

② 在下肢深、浅静脉和交通支静脉内，都有瓣膜存在。大隐静脉进入股静脉附近，小隐静脉汇入腘静脉的开口，以及深浅静脉交通支静脉内，均有较坚强的瓣膜存在。这些瓣膜呈单向开放，保持血流从远端向近端，或由浅部向深部流动。若瓣膜发生功能不全，则导致血液逆流而出现静脉曲张。

③ 在正常情况下，下肢静脉血的向心回流，依靠心脏搏动所产生的舒缩力、肌肉舒缩的泵作用及呼吸时胸腔内负压吸力三者的组合作用。瓣膜在血液回流过程中，使之单向流动，不致发生反流。

2. 下肢静脉生理功能　下肢静脉一般而言分成三种：第一种是表浅静脉，位置在皮肤表层，功能是收集表浅的血液；第二种是深层静脉，位于肌肉和纤维组织之间，功能是使静脉血（也就是缺氧血）回流至心脏；第三种是穿透静脉，连接前两种静脉，负责把表浅静脉的血液带到深层静脉之中。它的功能主要是把缺氧血带回心脏，也就是把用过的血液、携带新陈代谢杂物的血液，收集至心脏，重新回收利用。

二、大隐静脉结扎抽剥术

1. 手术适应证

（1）下肢浅静脉曲张明显，伴有小腿胀痛和肿胀，色素沉着，慢性复发性溃疡。

（2）大隐静脉及交通支瓣膜功能不全者。

（3）既往无深静脉血栓形成病史，且深静脉瓣膜功能良好者。

2. 麻醉方式　硬膜外神经阻滞麻醉。

3. 手术体位　仰卧位。

4. 术前准备

（1）患者准备

① 下肢有溃疡者，经处理后创面较清洁，感染已控制。

② 因手术和创伤范围较广泛，术前24小时应用抗生素。

③ 剃除阴毛，并准备患肢皮肤。

④ 用甲紫溶液标出曲张静脉的部位和走行，以方便手术。

（2）物品准备：大隐静脉包、剥脱子、手术衣、下肢敷料包、消毒下肢止血带、消毒驱血带、电动止血仪、消毒绷带、消毒弹力绷带、烧伤纱布、皮肤胶。

5. 手术方法及手术配合　如表8-1所示。

表8-1　大隐静脉结扎抽剥术手术方法及手术配合

手术方法	手术配合
1. 手术切口	自腹股沟韧带向内下方2横指作纵行或斜行切口。长约2cm
2. 手术野皮肤消毒	1%活力碘消毒皮肤3次，自脐平面至双大腿中下1/3，及患侧全下肢
3. 游离大隐静脉	10号刀切开皮肤、皮下组织，解剖剪在股动脉内侧切开浅筋膜，打开卵圆窝，即可发现大隐静脉与股静脉的会合处。用弯血管钳分离出大隐静脉主干
4. 切断大隐静脉分支	沿静脉干分离、结扎、切断旋髂浅静脉、腹壁浅静脉、阴部外浅静脉、股外侧和股内侧静脉等，直至大隐静脉进入股静脉处。2-0丝线结扎
5. 结扎大隐静脉	1-0丝线带线在距离股静脉0.5~1.0cm处结扎大隐静脉。在结扎线的远端钳夹2把血管钳，剪刀切断，近端6×14圆针3-0丝线缝扎，2-0丝线结扎
6. 抽剥大隐静脉	自切断静脉远端向下插入硬式或软式静脉剥脱子，沿静脉向下推进，遇到阻力表示已达静脉曲折部位或已达深静脉交通支的平面，在皮肤外触摸到剥离器圆柱状金属头后，11号尖刀切开皮肤1cm小切口，显露该处静脉，在剥脱子头部上、下两端2-0丝线结扎血管，解剖剪从中切断
7. 抽出静脉	将剥脱子自卵圆窝切口处均匀用力拉出，边抽边压迫止血，整条大隐静脉可随之而出。亦可将大隐静脉用相同方式自下部切口拉出
8. 继续分段切除	驱血，上止血带。以同样方法分段抽出曲张静脉和分支，直至踝部
9. 缝合包扎患肢	用皮肤胶或6×17角针3-0丝线缝合，烧伤纱布包扎，用弹力绷带或弹力袜均匀包扎整个下肢，以防剥脱部位出血

三、微创激光治疗下肢大隐静脉曲张

1. 手术适应证　同大隐静脉结扎抽剥术。

2. 麻醉方式　硬膜外神经阻滞麻醉。

3. 手术体位　仰卧位。

4. 术前准备

（1）患者准备：同大隐静脉结扎抽剥术。

（2）物品准备：大隐静脉包、手术衣、下肢敷料包、无菌弹力绷带、Surgi-Las 810 nm 半导体激光治疗仪、18 号套管针、5F 及 6F 血管鞘、灭菌激光纤维。

5. 手术方法及手术配合　如表 8 - 2 所示。

表 8 - 2　微创激光治疗下肢大隐静脉曲张手术方法及手术配合

手术方法	手术配合
1～2 步同大隐静脉结扎抽剥术	同大隐静脉结扎抽剥术
3. 穿刺：患侧内踝上方 2cm 处 18 号套管针穿刺	11 号刀在内踝上方 2cm 处做一小切口，暴露踝静脉，套管针顺行植入超滑导丝，导入 6 号血管鞘，致腹股沟韧带下 2～3cm 处，撤出导丝，导入激光纤维
4. 设定参数：发射功率为 12W，每个脉冲时间为 1 秒，间隔 1 秒。连接激光仪	启动激光发射，同时缓慢退出激光纤维 1cm/s，助手沿静脉行程压迫，使静脉闭合。轻度曲张的属支，可直接烧灼外壁，达到破坏属支的目的
5. 妥善加压包扎	6×17 角针 3 - 0 丝线缝合切口，烧伤纱布包扎，用弹力绷带或弹力袜均匀包扎整个下肢

四、专科手术护理

1. 护理评估

（1）评估患者全身情况及其他并发症：如有无心、脑、血管疾病。

（2）评估辅助检查阳性结果：既往是否有深静脉血栓形成病史，深静脉瓣膜功能是否良好。

（3）评估患者患肢皮肤及大腿直径。

（4）评估止血仪、止血带。

2. 常见护理诊断/问题

（1）组织灌注量改变：与使用止血带前驱血、松止血带、止血带无效时改变回心血量有关。

（2）止血带疼痛：与患者疼痛耐受力、止血带持续加压有关。

（3）有深静脉血栓形成的危险：与麻醉、手术、驱血有关。

（4）有产生止血带麻痹、止血带休克、止血带坏死、压力性水疱的危险：与止血带使用不慎、个体耐受性有关。

3. 护理措施

（1）维持循环稳定：并发心、脑、血管疾病者慎用止血带；加压驱血，松止血带要匀速、缓慢，并及时调控输液速度。双下肢使用止血带时，错开数分钟时间并分别松解，切忌同时松解。松止血带前加压包扎手术伤口，松止血带后数分钟缝合伤口。需再次使用止血带，必须加压 30 分钟。

（2）止血带护理：根据患者大腿直径选择适当的止血带，在大腿根部近腹股沟处缚止血带，并衬以平整柔软棉质内衬。止血带压力预设定 ≤ 80kPa、时间 ≤ 90 分钟。驱血带选用弹力绷带或橡皮带。

（3）预防止血带潜在并发症的护理：使用止血带前检查止血仪、止血带的性能；缚止血带部位正确，皮肤完整，止血带松紧度适宜，内衬柔软平整；并发其他心、脑、血管疾病患者慎用止血带，严格限制充气压力及时间；松止血带时加快输液输血速度，及时补充血容量。

一、概述

1. 颈总动脉解剖及其相关生理知识

（1）颈总动脉（commoncarotid artery）：是头颈部的动脉主干，左、右各一条。右颈总动脉起自头臂干，左颈总动脉直接起自主动脉弓，两侧颈总动脉均沿食管、气管和喉的外侧上升，到甲状软骨上缘处分为颈内动脉和颈外动脉。颈总动脉外侧有颈内静脉，两者间的后方有迷走神经，三者共同包于筋膜鞘内。在颈总动脉颈内、外动脉处，有两个重要结构，即颈动脉窦和颈动脉小球。

① 颈动脉窦（carotid sinus）：是颈内动脉起始处膨大的部分。壁内有感觉神经末梢，为压力感受器。当血压改变（升高或降低）时，可反射性地改变心

率和末梢血管口径，以调节血压。

② 颈动脉小球（carotidglomus）：又称为颈动脉体（carotid body），是一个细小的卵圆形或不规则形的粉红色组织，平均体积为 7mm × 4mm × 2mm 左右，位于颈内、外动脉分叉处的稍后方，以结缔组织连于动脉壁上（如图 8 - 2 所示）。小球内含有化学感受器，可感受血液中 CO_2 浓度变化的刺激，调节 CO_2 浓度。其血供主要来自颈外动脉，血液通过咽后和舌静脉回流。典型颈动脉体瘤位于颈前三角区、甲状软骨上缘、舌骨水平，相当于颈总动脉分叉处。

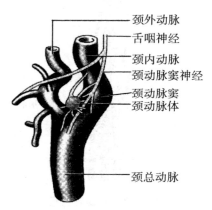

图 8 - 2　颈动脉

（2）颈总动脉的分支：除颈外动脉、颈内动脉两终支外，不发出任何其他分支。

① 颈外动脉（externalcarotid artery）：位于颈内动脉前内侧，经其前方转至外侧上行，穿腮腺，在下颌颈处分为颞浅动脉与上颌动脉，其分支有：甲状腺上动脉、舌动脉、面动脉、颞浅动脉、上颌动脉、枕动脉、耳后动脉和咽升动脉。

② 颈内动脉（internalcarotid artery）：起自颈总动脉，从颈部上行至颅底，经颈动脉管进入颅腔。颈内动脉依其行程分为颈段、岩段、海绵窦段和前床突上段。其中，海绵窦段和前床突上段合称虹吸部，多呈"U"形或"V"形弯曲，是动脉硬化的好发部位。颈内动脉的主要分支有：眼动脉、后交通动脉、脉络丛前动脉、大脑前动脉及大脑中动脉。

2. 股动脉解剖的相关知识　股动脉是下肢动脉的主干，由髂外动脉延续而来。在腹股沟韧带中点的深面入股三角。在股三角内，股动脉先位于股静脉的外侧，逐渐从外侧跨到股静脉的前方，下行入收肌管，再穿收肌腱裂孔至腘窝，易名腘动脉（如图 8 - 3 所示）。

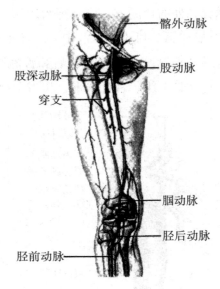

髂外动脉

股动脉

股深动脉

穿支

腘动脉

胫后动脉

胫前动脉

图 8 - 3 股动脉全程

二、颈动脉内膜剥脱术

1. 手术适应证

（1）暂时性发作性脑缺血。

（2）半球性或单眼性暂时性脑缺血发作，同侧颈内动脉闭塞。

（3）脑卒中。

（4）有脑缺血症状。

（5）无症状的颈动脉狭窄。

2. 麻醉方式 全身麻醉。

3. 手术体位 仰卧位，肩下垫厚约 5 ～ 7cm 软枕，头后仰，头侧向对侧，耳部垫圆形啫喱垫固定，立式托盘放于头侧。

4. 术前准备

（1）患者准备：常规术前备皮、备血、禁食，完善各种检查。

（2）物品准备：血管外科手术包、动脉血管手术器械、手术衣、孔巾、双层大单、单极电灼线、18 号引流管，5 - 0、6 - 0 Prolene 线，4 - 0 可吸收线、肝素盐水、皮肤胶、立式手术托盘。

5. 手术方法及手术配合　如表 8 - 3 所示。

表 8 - 3　颈动脉内膜剥脱术手术方法及手术配合

手术方法	手术配合
1. 手术切口	切口在胸锁乳突肌前缘至下颌角下后方 1～2cm 斜向后上方至乳突
2. 手术野皮肤消毒	0.5% 活力碘消毒皮肤 3 次，上至下唇，下至乳头，两侧至斜方肌前缘
3. 分离颈内外动脉，暴露颈总动脉	用 1% 利多卡因封闭动脉窦，避免引起高血压和心动过缓。用血管夹或橡皮筋阻断带阻断颈总、颈内、颈外动脉。10 号刀沿切口切开皮肤，电刀切开皮下组织止血，记录动脉阻断时间，用 10 号刀片纵行切开远端的颈总动脉，血管剪剪开动脉壁，剥离淡黄色硬化斑，10% 肝素盐水冲洗，不留硬化斑
4. 血管缝合	用血管针持 5 - 0 Prolene 线远端缝合动脉切口，橡皮钳夹住线尾部。第 2 根由近端开始缝合，会合打结之前松开阻断钳，排气。血流恢复可扪及颈动脉搏动
5. 清理切口	妥善保管缝针、敷料、橡皮阻断带、血管夹
6. 放置引流	放置 18 号橡皮引流管，盐水冲洗切口，检查吻合口有无渗血，3 - 0 可吸收缝线逐层缝合
7. 关腔	3 - 0 可吸收缝线逐层缝合肌肉和皮下组织。6×17 角针 3 - 0 丝线缝合引流管，4 - 0 可吸收缝线皮内缝合，皮肤胶黏合皮肤

三、颈动脉体瘤切除术

1. 手术适应证

（1）下颌角肿块，明确诊断。

（2）年龄在 50 岁以下，患有小型或中型的颈动脉体瘤。

（3）肿瘤增大或已延伸至咽部或腭部，有碍患者吞咽、说话或呼吸，或产生严重疼痛。

2. 麻醉方式　全身麻醉。

3. 手术体位　仰卧位，肩下垫厚约 5 ～ 7cm 软枕，头后仰，头侧向对侧，耳部垫圆形啫喱垫固定，立式手术托盘放于头侧。

4. 术前准备

（1）患者准备：术前备皮（准备一侧下肢皮肤，取大隐静脉自体移植），备血、禁食，完善心、肝、肺、肾各种检查。备齐 MRI、CT 增强扫描结果。

（2）物品准备：血管外科手术包、动脉血管手术器械、手术衣、孔巾、双层大单、高频电刀、18 号引流管，5－0、6－0 Prolene 缝线，2－0 可吸收线，橡皮阻断带，肝素盐水、立式手术托盘。

5. 手术方法及手术配合　如表 8－4 所示。

表 8－4　颈动脉体瘤切除术手术方法及手术配合

手术方法	手术配合
1～2 步同颈动脉内膜剥脱术	同颈动脉内膜剥脱术
3. 分离颈动脉体瘤	10 号刀沿切口切开皮肤，电刀切开皮下组织并止血，用动脉镊、血管钳、解剖剪分离颈动脉体瘤周围组织，2－0 丝线缝扎或 6×14 圆针 3－0 丝线缝扎血管，电凝出血点，准备红色橡皮条牵拉，用显微手术剪、手术镊、血管游离钳分离颈动脉瘤
4. 准备阻断动脉血流	充分游离动脉体瘤后，阻断管套在颈内、颈外、颈总动脉上，做好阻断血流控制出血准备
5. 切除颈动脉体瘤	用 1% 利多卡因浸润，封闭颈动脉外膜及迷走神经，剥离和切除过程中发生血管壁穿孔时，用 6－0 Prolene 缝线修补，保持吸引器的畅通，保持清晰视野
6. 颈动脉内转流术（瘤体粘连严重时）	准备 50mL 肝素盐水，5－0、6－0 Prolene 缝线，橡皮钳，1mg/kg 肝素化，带冰帽，低温麻醉，监测体温
7. 修补血管或吻合血管	用 5－0、6－0 Prolene 线修补颈动脉，切除瘤体切断颈动脉时，实施血管端端吻合。开放阻断后检查出血点，5－0 Prolene 线加固吻合口
8. 关腔	同颈动脉内膜剥脱术

四、颈外动脉结扎术

1. 手术适应证

（1）头颈部由于外伤、手术、感染、放疗或恶性肿瘤等侵及颈外动脉及其分支而致严重出血，一般止血方法无效者。

（2）某些手术可能发生严重出血，可行预防性同侧颈外动脉结扎术。

（3）头颈部晚期恶性肿瘤的姑息治疗方案。

2. 麻醉方式　局部麻醉或全身麻醉。

3. 手术体位　仰卧位，肩部垫高，头稍后仰并偏向健侧。

4. 术前准备

（1）患者准备：备血、禁食，完善心、肝、肺、肾各种检查。

（2）物品准备：血管外科手术包、动脉血管手术器械、手术衣、孔巾、双层大单、显影纱布、高频电刀。

5. 手术方法及手术配合　如表8-5所示。

表8-5　颈外动脉结扎术手术方法及手术配合

手术方法	手术配合
1. 手术野皮肤消毒	0.5%活力碘棉球消毒皮肤3次。上至下唇，下至乳头，两侧至斜方肌前缘
2. 皮肤切口	用23号刀片以舌骨大角为中点沿胸锁乳突肌前缘做一长5cm的斜切口，切开皮下组织，解剖剪分离颈浅筋膜及颈阔肌，电凝止血
3. 显露颈外动脉	用小甲状腺拉钩将胸锁乳突肌向后牵开，找到颈内静脉，剥离球钝性分离，显露颈总动脉分叉、颈外动脉及其分支
4. 结扎颈外动脉	游离颈外动脉，用血管钳带0号丝线做双重结扎，解剖剪剪断，6×14圆针3-0丝线缝合结扎
5. 关腔	同颈动脉内膜剥脱术

五、股动脉切开取栓术

1. 手术适应证

（1）确诊腘动脉分支以上的栓塞。

（2）发病6~8小时内手术最佳。

（3）腹主动脉骑跨栓引起下肢缺血，若不及时采取有效措施，将会导致死亡的患者。

2. 麻醉方式　硬膜外麻醉或全身麻醉。

3. 手术体位　仰卧位。

4. 术前准备

（1）患者准备：常规术前备皮、备血、禁食、完善各种检查。

（2）物品准备：血管外科手术包，动脉血管手术器械，手术衣，下肢敷料，高频电刀，18号引流管，5-0、6-0 Prolene线，5-0可吸收线，皮肤胶，各型Fogarty球囊导管，橡皮阻断带，肝素盐水。

5. 手术方法及手术配合　如表8-6所示。

表 8 - 6　股动脉切开取栓术手术方法及手术配合

手术方法	手术配合
1. 手术切口	腹股沟纵切口
2. 手术野皮肤消毒	1% 活力碘消毒皮肤 3 次。自脐平面至双大腿中下 1/3 及患侧全下肢
3. 分离股动脉	11 号尖刀切开皮肤，电刀止血并切开皮下组织和深筋膜，小甲状腺拉钩拉开切口，解剖剪分离股动脉周围组织。11 号尖刀切开股动脉鞘膜，游离股总、股浅及股深动脉，套红色阻断带，或阻断钳阻断
4. 切开股动脉	在股动脉切口处用 5×12 圆针 4 - 0 丝线吊 2 针做牵引，11 号尖刀在股动脉做一竖切口
5. 取出股动脉内栓子	自股动脉切口处插入 3 号 Fogarty 球囊导管经股动脉远端至小腿动脉支，球囊内注入生理盐水，使球囊充盈和动脉腔相当，然后回抽取出栓子，经管腔注入肝素盐水
6. 缝合动脉壁	用 5 - 0 Prolene 连续缝合动脉切口，多重打结，开放阻断带，注入肝素盐水，排气，检查血管渗漏情况，5 - 0 Prolene 修补缝合，电凝止血，吸引器吸尽腔内血液，放置引流管
7. 关腔	清理用物，1 - 0 可吸收缝线逐层缝合肌肉。皮内用 4 - 0 可吸收缝线缝合，皮肤胶黏合

六、专科护理措施

1. 护理评估

（1）评估患者全身情况及其他并发症：如有无心、脑、血管疾病。

（2）预评估手术失血量及备血情况。

（3）评估手术方式及术前准备质量。

（4）评估患者外周静脉、全身皮肤状况。

（5）预评估患者音色、音量。

（6）评估患者颈椎、寰椎关节活动状况。

（7）评估患者对手术创伤、疾病转归的认知程度。

（8）评估患者患肢皮肤及肢体直径。

（9）评估止血仪、止血带的功能状态。

2. 常见护理诊断/问题

（1）组织灌注量改变：与麻醉、手术创伤、使用止血带前驱血、松止血带、止血带无效时改变回心血量有关。

（2）体温调节无效：与手术中深低温麻醉及复温有关。

（3）调节颅内压能力下降：与手术阻断颈动脉有关。

（4）患侧肢体活动受限：与手术创伤、伤口加压包扎有关。

（5）有猝死的危险：与动脉瘤体破裂、手术损伤大血管有关。

（6）有低血容量性休克的潜在危险：与麻醉、手术创伤有关。

（7）有窒息的危险：与麻醉、气管软化有关。

（8）有误吸的危险：与气管软化、周围血管神经功能障碍的危险有关。

（9）有颈椎损伤的危险：与安置手术体位有关。

（10）有声音嘶哑的危险：与周围血管神经功能障碍的危险有关。

（11）有患侧肢体水肿、麻痹的危险：与可能发生手术意外创伤、安置手术体位有关。

（12）止血带疼痛：与患者疼痛耐受力、止血带持续加压有关。

（13）有血栓形成的危险：与手术有关。

（14）有止血带麻痹、止血带休克、止血带坏死、压力性水疱的危险：与止血带使用不慎、个体耐受性有关。

3. 护理措施

（1）建立良好的外周静脉通路 1 ~ 2 条，必要时穿刺中心静脉，监测中心静脉压，并协助麻醉师建立有创血压监测。

（2）备齐特殊手术仪器、血管游离钳、血管阻断钳、血管夹、血管缝合针线、止血器材（如微波刀、超声刀、血管缝合 Prolene 线、止血材料、肝素、罂粟碱、鱼精蛋白、葡萄糖酸钙、利多卡因、甘露醇等）。

（3）备气管切开包及急救全套装置，保证两条通畅的负压吸引，以便紧急救治窒息、误吸、休克、猝死患者。

（4）采用自体血回输。

（5）严密观察患者生命体征，遵医嘱及时输液、输血、用药，维持生命体征稳定。遵医嘱适时使用抗生素。

（6）严格记录动脉阻断时间，阻断超过15分钟即提醒手术者。严密观察手术部位远端动脉搏动情况。

（7）颈动脉手术体位护理：患者仰卧位，肩下放软枕，头部自然后仰，颈部伸直，枕后放置圆形硅胶头垫，颈下平塞支撑软垫，以免颈椎空悬，损伤颈椎；头部不能过度伸仰，以免患者手术后颈部疼痛。患者眼部涂入红霉素眼膏，协助双眼自然闭合。

（8）术中体温护理：采用鼻温探头持续监测体温，适时调节环境温度，正确使用头部冰帽降温、液体加温和体表升温，建议液体加温器温度设置为35℃，变温水毯水温设置为 ≤ 39℃，鼓风加热毯温度设置如下：降温时设置为34℃、升温时先设置为40 ~ 43℃，当患者体温升至36℃时改为37℃。在降温、升温过程中，注意匀速升降，并严密观察生命体征及避免患者皮肤完整性受损。

（9）维持循环稳定：并发心、脑、血管疾病者慎用止血带；加压驱血，松止血带要匀速、缓慢，并及时调控输液速度。双下肢使用止血带时，错开数分钟时间并分别松解，切忌同时松解。松止血带前加压包扎手术伤口，松止血带后数分钟缝合伤口。需再次使用止血带的，必须加压30分钟。

（10）止血带护理：根据患者大腿直径选择适当的止血带，在大腿根部近腹股沟处缚止血带，上肢在上臂中上1／3处缚止血带，并衬以平整柔软棉质内衬。止血带压力预设定参数为成人下肢 ≤ 80kPa、时间 ≤ 90 分钟，成人上肢 ≤ 40kPa、时间 ≤ 60 分钟；婴幼儿下肢 ≤ 6.1kPa、婴幼儿上肢 ≤ 4.5kPa、时间 < 20 分钟；对于儿童，则根据身体发育情况设定。驱血带选用弹力绷带或橡皮带。

（11）比较患者术前术后发音状况，及早发现问题、及时处理。

（12）术后加压包扎过程中，注意包扎的范围、松紧度，严密观察患者生命体征，患侧肢体皮肤颜色、弹性、温度，发现问题、及时处理。

（13）预防止血带潜在并发症的护理：使用止血带前检查止血仪、止血带的性能；缚止血带部位正确，皮肤完整，止血带松紧度适宜，内衬柔软平整；并发其他心、脑、血管疾病患者慎用止血带，严格限制充气压力及时间；松止血带时加快输液输血速度，及时补充血容量。

第三节　下肢深静脉血栓围手术期护理

一、护理评估

（一）疾病相关因素

下肢深静脉血栓（DVT）是发生于深静脉内的血栓，发病原因与三个因素相关，即血流缓慢、血液高凝及血管内膜的损伤。DVT 的临床表现因血栓部位、时间、侧支代偿情况、血栓进展程度、患者体位及治疗手段不同而不同。病情严重时会出现肺栓塞，引起患者呼吸困难严重表现。DVT 治疗以抗凝为主，处于 DVT 急性期，且病情不超过 14 日的患者，可以进行导管溶栓治疗。对于急性 DVT 患者，不建议常规放置腔静脉滤器，除非患者有抗凝禁忌证或严格抗凝基础上再发血栓。

（二）身体评估与阳性体征

患者的主要表现是下肢肿胀疼痛，可沿着深静脉血栓走形疼痛；皮肤可呈青紫色，伴有皮温高，浅静脉怒张；可有腓肠肌挤压痛（Neuhof 征阳性）或者患足背屈时腓肠肌牵拉疼痛（Homan 征阳性）。

（三）辅助检查

DVT 通过 B 超进行检查，准确率高。

（四）围手术期护理

1. 术前评估

（1）健康史：询问患者既往病史、健康状况及治疗经过。此次就诊的原因、表现、诊疗经过、用药情况等。

（2）全身评估：有无相关原发病。评估患肢颜色、肿胀程度。

（3）生理功能：根据病情和医嘱，嘱患者绝对卧床休息，评估患者日常生活自理能力及安全状况，根据患者的实际情况应用日常生活能力评定指数量表进行评估。

（4）心理社会功能：评估患者对疾病的认知能力；对住院治疗的合作态

度，如是否配合；家庭成员对患者的态度、关心程度；患者的经济状况等。

（5）实验室检查：生命体征，心、肝、肾功能，血电解质、凝血等。评估患者用药的安全性，如有无副作用。

2. 术后评估　评估患者对术后用药现状、用药安全的掌握情况。

二、护理措施

（一）术前护理

1. 急性发作者严格卧床休息，防止血栓脱落引起肺栓塞。

2. 垫软枕抬高患肢促进静脉回流，减轻肿胀。

3. 卧床时，鼓励患者做足踝部活动，禁止按摩患肢。

4. 使用抗凝药物期间，定期监测凝血指标，同时注意观察有无出血倾向，如穿刺点渗血、牙龈出血、鼻出血、血尿及黑便等，发现异常应立即通知医生给予相应处理。

5. 观察患者是否有肺栓塞主诉，如憋气。

6. 观察肢体肿胀是否加重或出现股青肿、股白肿，应及时告知医生给予紧急处理。

7. 加强生活护理，注意患者安全。

（二）术后护理

1. 同外科术后护理常规。

2. 体位卧床时抬高患肢。

3. 使用抗凝或溶栓药物观察，同术前。

4. 行下腔静脉滤器植入术后无须绝对卧床，可如厕，可短时间行走。

三、健康指导

1. 饮食清淡，缓解血液高凝状态。

2. 保持排便通畅，以减少用力排便引起腹压增高，影响下肢静脉回流。

3. 遵医嘱服用抗凝药物，定期检测血液凝血指标，并观察有无皮肤紫癜、牙龈出血、黑便等出血现象，必要时及时就诊。

第四节　腹主动脉瘤切除术围手术期护理

一、护理评估

（一）疾病相关因素

吸烟、血压升高、高脂血症、家族遗传史、创伤、感染、梅毒、结核、白塞综合征等。

（二）身体评估与阳性体征

1. 多无明显症状，多于影像学检查时发现。部分患者可因发现腹部搏动性肿块而就诊。少数患者可有较明显的腹痛，若腹痛加剧或突发腹部剧痛，则提示瘤体破裂，严重者可出现休克，甚至猝死。若破入腹膜后间隙，则致腰胁部肿胀和皮下瘀斑；破入十二指肠或空肠则致消化道出血和休克。瘤体增大可导致肠梗阻，出现腹胀、腹痛等。瘤体附壁血栓脱落，可导致急性下肢缺血。

2. 脐周尤其在左上腹，常可触及膨胀性、搏动性肿块，多无压痛，活动性差，偶伴震颤及收缩期杂音。瘤体上界在剑突下方，表明瘤体在肾动脉水平以下。

（三）辅助检查

1. 多普勒超声　用于筛查、保守治疗患者的随访，还可用于明确瘤体的部位和大小。

2. CTA　明确腹主动脉瘤情况的首选方法，较敏感，能发现很小的腹主动脉瘤，明确瘤体与内脏动脉的关系，且能发现主动脉壁钙化和瘤内血栓，还能发现动脉瘤破裂形成的腹膜后血肿。

3. DSA　是确诊该病的金标准，能明确瘤体的腔内情况，瘤体与内脏动脉、髂动脉的关系及流出道的情况。

4. 踝臂指数　可用于判断下肢缺血程度。

（四）围手术期护理

1. 术前评估

（1）健康史：询问患者既往病史、健康状况及治疗经过。此次就诊的原因、表现、诊疗经过、用药情况等。

（2）身体状况：全身评估，有无相关原发病。评估患者腹主动脉瘤的大小、危险程度。

（3）生理功能：患者活动情况，有无间歇性跛行；日常生活能否自理，根据患者的实际情况应用日常生活能力评定指数量表进行评估。

（4）心理社会功能：评估患者对疾病的认知能力；对住院治疗的合作态度，如是否配合；家庭成员对患者的态度、关心程度；患者的经济状况等。

（5）实验室检查：生命体征，心、肝、肾功能，血电解质、凝血等。评估患者用药的安全性，如有无副作用。

2. 术后评估

（1）评估患者神志、生命体征、伤口、引流、皮肤状况；自主活动能力。

（2）评估患者对术后用药现状、用药安全的掌握情况。

二、护理措施

（一）术前护理

1. 控制血压：为避免动脉瘤的破裂，保持患者血压平稳很重要，应遵医嘱服用降压药。

2. 减少增加腹内压的因素：如咳嗽、打喷嚏、便秘等，适量使用通便药物，保持大便通畅，避免用力。

3. 体位：入院后即严格卧床，防止由于剧烈活动或外伤引起的瘤体的破裂。

4. 肢体远端血运的观察：腹主动脉瘤常常伴发肢体远端缺血，因为瘤腔内容易形成血栓，血栓脱落后会经血运到达下肢远端，堵塞末梢的细小动脉，造成缺血，因此要观察足部皮温、颜色、足背动脉是否能触及，为临床判断提供依据。

5. 心理护理：消除患者紧张情绪，防止由于情绪紧张而引起的血压升高。

6. 密切观察病情变化，若患者感到腰部或腹部疼痛剧烈范围扩大，并有心律加快、脉搏增速、血压降低等休克症状，应立即报告医师。

（二）术后护理

1. 腹主动脉瘤切除、人工血管置换术后护理

（1）按外科一般护理常规及麻醉后常规护理。

（2）密切观察病情，测定血压、脉搏、呼吸等生命体征，注意有无内出血。

（3）注意下肢供血情况，定时检查足背动脉搏动，观察有无继发血栓形成。

（4）观察尿量，维持出入量的平衡，注意及预防急性肾功能衰竭。

（5）留置胃管期间，保持胃管通畅及固定良好；鼓励患者勤翻身，促进肠道功能恢复。

（6）观察伤口引流液的量、性质、颜色等，观察有无出血。

（7）腹部切口较大者应用腹带加以保护，以减少切口的张力，有利于预防咳嗽时切口裂开。

（8）适当拍背以促进咳痰，防止术后肺部感染的发生。

（9）严格无菌操作，防止人工血管感染。

（10）运动的护理，即术后 3 周避免剧烈运动，有利于血管内、外膜生长。

2. 腹主动脉瘤腔内隔绝术的护理

（1）生命体征观察同腹主动脉瘤切除、人工血管置换术后护理。

（2）穿刺点加压包扎，相应肢体制动 24 小时。

（3）观察是否有腹痛。

（4）观察尿量，注意肾功能情况。

（5）观察臀部感觉及排便情况，防止局部缺血。

（6）观察下肢供血情况。

三、健康指导

1. 每半年复查 B 超 1 次；经常自我检查有无搏动性肿块。

2. 积极治疗高血压等原发病，高血压患者应遵医嘱服药控制血压。

3. 注意有无下肢血栓形成。

4. 术后避免过度弯腰，定期体检，检查人工血管或支架是否有打折、是否有移位。

第五节　布－加综合征围手术期护理

一、护理评估

（一）疾病相关因素

先天性发育异常、家族遗传史、局限性腹膜后炎症、血液高凝或高黏状态、血管炎、肝硬化等。

（二）身体评估与阳性体征

1. 早期表现为食欲减退、易疲乏、双下肢行走乏力及活动后水肿等；中后期出现门脉高压表现（脾大、肝大、腹水、腹壁静脉曲张）；终末期表现为重度营养不良、肝功能衰竭和（或）消化道大出血。

2. 部分患者可有双下肢静脉曲张，严重者出现双下肢色素沉着，甚至小腿皮肤溃疡。

3. 少数患者会出现阴囊水肿，精索静脉曲张，腹股沟疝。

4. 累及肾静脉可表现为肾病综合征（大量蛋白尿、高度水肿、高脂血症、低蛋白血症）。

5. 晚期呈恶病质，表现为骨瘦如柴、腹大如鼓，可称为"蜘蛛人"。

（三）实验室检查

最早表现为胆红素升高，继续进展可出现血红蛋白降低、血小板降低、肝功能异常、血清总蛋白和清蛋白降低。

（四）辅助检查

1. 超声检查　肝脾大，肝后段下腔静脉狭窄或阻塞，伴有（或不伴有）肝静脉闭塞。阳性率在 90% 以上，可作为常规的筛查方法。

2. CTV　下腔静脉、肝静脉、门静脉的血管重建，可明确肝静脉、下腔静脉有无狭窄或梗阻性病变，除外肿瘤、肝大等压迫因素，还可提示静脉内血栓及侧支循环建立情况。CTV 是诊断本病的首选方法。

3. DSA 诊断的金标准，可明确病变血管的部位、程度、范围及侧支静脉的动态影像；可进行狭窄部位远近端的压力测定，亦可同时进行准备好的血管腔内治疗。方法包括：经股静脉下腔静脉造影、经静脉下腔静脉造影、经皮肝穿刺肝静脉造影、经脾动脉和肠系膜上动脉及肝门静脉造影。

（五）围手术期护理

1. 术前评估

（1）健康史：询问患者既往病史、健康状况及治疗经过。此次就诊的原因、表现、诊疗经过、用药情况等。

（2）身体状况：全身评估，有无相关原发病。评估并测量患者皮肤颜色、腹围、体重、出入量。

（3）心理社会功能：评估患者对疾病的认知能力；对住院治疗的合作态度，如是否配合；家庭成员对患者的态度、关心程度；患者的经济状况等。

（4）实验室检查：生命体征，心、肝、肾功能，血电解质、凝血等。评估患者用药的安全性，如有无副作用。

2. 术后评估

（1）评估患者神志、生命体征、伤口、引流、皮肤状况；自主活动能力。
（2）评估患者对术后用药现状、用药安全的掌握情况。

二、护理措施

（一）术前护理

1. 心理护理：帮助患者建立战胜疾病的信心，充分调动患者的主观能动性，使患者积极配合治疗及护理工作。

2. 使用利尿剂：注意观察尿量的变化、电解质的变化，防止低钾、低钠的情况。

3. 饮食的护理：高热量，适量蛋白，高维生素，少渣及无刺激性软食，腹水者给予低盐饮食。

4. 使用保肝药物：注意药物不良反应。

5. 适当限制患者活动，尤其对出血后贫血、巨脾、低蛋白血症及腹水者。

6. 指导患者做深呼吸运动，以减少术后呼吸道并发症。

7. 对有下肢水肿的患者应抬高下肢，以利于静脉回流。

8. 有腹水者应定期测量腹围。

（二）术后护理

1. 体位的护理：行开胸手术者床头抬高 15°～30°，有利于引流。

2. 术后要严密监测生命体征，特别是心脏功能。心功能不全为术后常见的并发症，为防止心力衰竭，在解除梗阻后，立即给予强心利尿处理，包括去乙酰毛花苷注射液、呋塞米等静脉注射，有助于减少心衰的发生。

3. 开胸腹手术后应用胸带和腹带保护伤口，松紧适宜，以免伤口裂开或影响呼吸。

4. 注意输液速度，不宜过快，"量入为出"；必要时记录每小时尿量，监测中心静脉压，准确记录 24 小时出入量。

5. 警惕有无肺部感染、膈下脓肿、肠系膜静脉血栓形成及下肢深静脉血栓形成等并发症的发生。

6. 患者痰多时，应给予雾化吸入，并协助患者排痰，必要时吸痰。

7. 有腹水者应注意腹围变化，每日测量腹围并记录。

8. 肝功能不良患者，术后慎用吗啡、氨基酸和巴比妥类药物，以减少肝功能损害。

9. 密切注意患者意识状态，早期可发现肝性脑病前期症状，如无意识的动作、答非所问、嗜睡及淡漠等。

10. 下腔静脉支架术后，严格卧床 24 小时，第二日可适当床旁活动；其他术后第二日可半卧位，3～5 日可床旁活动。

三、健康指导

1. 饮食的护理：少渣、高蛋白、易消化、富含维生素饮食。

2. 抗血小板治疗 3 个月，行 B 超或造影复查，定期复查凝血功能。

3. 避免剧烈活动和重体力劳动，防止外伤。

第九章　造口护理

第一节　造口的术前护理

一、造口的术前评估

1. 生活自理能力　患者术前的生活自理能力直接决定患者术后的自我护理能力。生活自理能力强的患者，术后能很快学会自我护理。他们希望自己能尽快掌握造口护理方法，减少对他人的麻烦。生活自理能力差的患者，依赖性比较强，往往需要有人帮助其护理造口，因此对此类患者，应帮助其确定护理人选，以便对其进行指导。

2. 视力　患者的视力会影响造口袋的更换和观察。对视力差者，术后可选择透明的造口袋，以便观察排泄物的情况和造口袋的粘贴，底板可选择固定规格、裁剪好的或事先由其家人准备若干个裁剪好的底板，底板的内圈可稍大一些。

3. 手的功能　患者手指功能是否健全、手的灵活性，将直接影响自我护理的效果。造口护理需要手的配合，术前应了解患者是否有影响手的功能的疾病，如卒中后肢体偏瘫、强制性关节炎、帕金森病、外伤后遗症等。对于手灵活性差的患者，可选择使用相对简单的一件式造口袋，这种开口式造口袋的夹子比较灵活，方便操作。

4. 体型　患者的特殊体型对自我护理有一定的影响，尤其是肥胖者，膨隆的腹部易挡住患者的视线。对这类患者，术前定位时要注意，造口位置应偏上，定在腹部最膨隆的地方，患者能看见自己的造口，便于自我护理。

5. 皮肤情况　目前，我们使用的造口袋以粘贴式为主，要使造口袋粘贴牢靠、使用时间长，需注意造口周围的皮肤是否平整（如皮肤褶皱、瘢痕等）、是否完整（如破损等），患者有无全身性皮肤病（如银屑病、过敏性皮炎）。应选择平整的皮肤，有全身性皮肤病时可转诊给皮肤科医生，协助治疗。过敏性体质患者应术前做皮肤贴布试验（通过在皮肤上贴常规使用的造口袋底板来确认过敏、临时刺激、剥离反应的皮肤检查方法）。可在患者腹部贴 1 块 2cm × 2cm 大小的造口底板，48 h 后剥离，并在刚刚剥离后、1 h 后、24 h 后三个时段进行判断。皮肤贴布试验的结果判定：刚刚剥离后、1 h 后、24 h 后均无皮肤变化者为阴性；刚刚剥离后皮肤发红，1 h 后消失的则为剥离反应阳性；刚刚剥离后、1 h 后皮肤发红，24 h 后消失的则为一时性刺激；刚刚剥离后、1 h 后、24 h 后皮肤变化不消失或严重的则为变态反应。实施皮肤贴布试验时的注意事项是禁止洗澡，禁止剧烈体力活动，以免过度出汗。剥离反应阳性和一时性刺激可谨慎使用原产品底板，变态反应时应更换造口袋的品牌，继续行皮肤贴布试验。

6. 教育水平或程度　不同水平或程度教育的患者，术后对康复的要求有差异，在康复指导中的接受能力也不同。对教育程度高者，要想到各个细小的环节，预计今后可能出现的问题，可用文字性的材料来补充指导内容。对教育程度较低，尤其是老年患者要用最简便的方法来指导造口护理，使患者便于掌握。

7. 文化背景　不同文化背景的患者会有不同的生活习惯，尤其是少数民族患者。要充分尊重个人信仰和风俗习惯，如印度人喜欢将造口定在左边。

8. 职业特点　对于年轻患者，要考虑到患者术后的康复情况，以及患者术后回归社会的要求，尊重其社会角色，根据其职业特点选择合适的造口位置。

9. 家庭　如果患者在术前生活不能自理，存在视力障碍、手功能障碍或过度肥胖，术前应确定一名家庭成员作为其造口护理的支持者，负责其术后的造口护理。让患者自己决定由谁做其护理者，对确定者进行指导。一位近亲如配偶、父母或子女在术前和术后的护理阶段，能够陪伴在患者左右是十分重要的。他们对患者而言是一种重要的资源，对患者在行造口术后能否适应并重拾生活的信心将起决定性作用。

二、心理护理

造口术后，患者失去了对排便功能的控制，这种失控会严重影响到患者的自尊心，使患者觉得羞耻和不自信。所以患者知道自己将接受造口手术后，会产生不同程度的心理创伤。术前应安排造口治疗师与患者进行必要和充分的沟通，使其在良好的状态下接受手术。

三、造口的术前定位

（一）术前定位的目的

1. 便于自我护理：只要患者生活能自理，造口护理最终都要由患者自己承担，永久性造口患者更是如此。造口位置要方便患者进行自我护理，如果患者无法直接看到自己的造口，自我护理将无法实现。

2. 便于造口用品使用：由于肠造口处没有括约肌，患者术后无法控制粪便的排放，所以临床上用造口袋来收集粪便，从而达到人为管理排泄物的目的。尤其是回肠造口者，需长期使用造口用品，选择一个合适的位置能为患者使用造口用品提供便利，延长造口袋的使用时间，减少费用，减轻患者经济负担。

3. 预防并发症的发生：永久性造口随着造口术后时间的延长，造口并发症的发生率会上升，其中造口旁疝、造口脱垂等与造口位置有关的并发症更为明显，而选择合适的造口位置可预防并发症的发生。

4. 尊重患者生活习惯：造口不应该改变患者的生活习惯，造口者最终要像正常人一样生活，回归社会。因此，术前定位应尊重患者利益，在不影响治疗的前提下，根据患者需要而定位。

（二）定位的依据

肠造口的位置依据疾病、手术方式、患者个体差异而决定。疾病不同、手术方式不同，造口位置就不同；疾病相同、手术方式不同，造口位置也会不同。造口治疗师应对患者情况有充分的了解，明确治疗方案，有的放矢地定位。患者个体差异如性别、身高、体型、手术次数、文化背景、职业等，决定造口位置存在差异。造口位置应因人而异，合适为准。

（三）标准造口位置的选取原则

1. 患者能看清楚造口：患者取不同体位时都能看清楚造口，尤其是取半卧位、坐位、站立位时。造口作为患者身体的一部分，需每天呵护它。例如，对于肥胖的患者，造口位置如果太低，腹部脂肪则会挡住视线，患者就无法看到造口。即便术后体力恢复，生活基本自理，患者也无法自我护理造口。造口护理问题将困扰患者，其一，假如患者可以先借助镜子看清自己的造口，再行护理，那么自我护理的难度就会增加；其二，造口护理的任务只能靠家人来完成，从而增加永久性造口患者及其家庭的负担。总之，能够轻松地看清楚造口是患者参与自我护理的关键。

2. 造口周围皮肤平整：造口位于平整皮肤中，皮肤健康，无凹陷、瘢痕、皱褶、骨性突起。造口处排泄物收集方式是粘贴造口袋，造口袋通过有黏性的底板，能较长时间地固定于身体的同一位置。皮肤不健康，有脱屑、感染等，底板黏性则会受到影响。皮肤不平整，底板不能紧贴皮肤，粪水易渗漏。避开不健康和不平整的皮肤是延长造口袋使用时间的关键。

3. 造口位于腹直肌处：造口开口于何处更为合适、科学，应该着眼于手术后并发症的预防。造口是人为地在腹壁上开的一个口，它形成了一个腹壁薄弱处。随着术后时间的延长，再加上有很多可导致腹内压增高的情况，如慢性咳嗽（慢性支气管炎）、排尿困难（如包茎、前列腺肥大、膀胱结石等）、重体力劳动、经常抬举重物、腹腔积液等，以及年龄的增长，患者腹部肌肉薄弱，腹腔内活动度大的内脏如小肠、大网膜等通过造口的薄弱处突向体外，形成造口旁疝。造口旁疝是造口常见并发症之一，随着患者生存期的延长，造口旁疝的发生率有上升趋势，而造口开口于腹直肌处可预防造口旁疝的发生。

腹直肌位于腹前壁正中线的两旁，居腹直肌鞘中，为上宽下窄的带形腹肌，起自耻骨联合和耻骨嵴，肌束向上止于胸骨剑突和第 5 ～ 7 肋软骨的前面。腹直肌与深层的腹外斜肌、腹内斜肌、腹横肌共同组成腹前外侧肌群，它的作用是保护腹腔脏器及维持腹内压，保护腹腔脏器，使其位置固定。造口位于腹直肌处，使造口平时处于微微关闭状态，可预防造口脱垂、外界异物进入造口。

4. 不影响患者生活习惯：生活中，每个人的穿戴习惯都不一样。例如，男性的腰带往往扎在平脐或脐以下，女性的腰带往往扎在脐上。体力劳动者经常弯腰，造口位置宜低一点；久坐者造口位置宜高一点；上肢功能不全或丧失者的造口位置应符合患者的需要；脊柱侧凸者的造口位置应在凸侧；坐轮椅者的造口位置宜高一点，以便患者看到造口；二胡演奏员的造口宜放在右下腹。造口位置应不影响患者系腰带，以腰带下方最为适宜。定位时应尊重患者的意见，以不改变患者的生活习惯为度。

（四）术前定位的意义

1. 不同体位皮肤皱褶的差异：人在平卧位时腹部皮肤皱褶最少，有些其他体位会出现的皱褶，在平卧时不一定出现。术前定位时，造口治疗师可让患者改变体位，仔细观察腹部皮肤情况，避免造口在皮肤皱褶处。坐位、弯腰时腹部皮肤皱褶最多，平卧位时认为最理想的造口位置或皮肤区域，不等于其他体位时该皮肤区域同样平整。

2. 开腹后解剖结构改变：传统的造口位置是在术中确定的，当腹腔打开后，腹部的解剖结构发生改变，术中造口理想位置与关闭腹腔后的造口位置差异比较大，术中皮肤暴露有限，造口与切口、切口与底板的关系都难以确定。

3. 可避免术中与造口者出现交流障碍：若手术时用全身麻醉，则麻醉后患者意识完全丧失，操作者无法听取患者对于造口位置的要求。一旦手术结束，造口位置不易更改，不良的造口位置将长期影响患者生活。

（五）定位方法

1. 预计造口位置：术前洗澡后，患者取平卧位，暴露腹部皮肤。回肠造口或横结肠造口时操作者站在患者右侧，乙状结肠造口时操作者站在患者左侧。由腹部造口位置或区域为脐向左、右髂前上棘画连线，再由左、右髂前上棘向耻骨画连线，联合形成的菱形区为最佳造口位置区。以乙状结肠造口为例，操作者用右手示指和拇指，示指放于脐与左髂前上棘连线上，左手食指放于左髂前上棘，拇指也放于脐与左髂前上棘上，将脐与左髂前上棘连线三等份，取脐与髂前上棘连线中上 1／3 交界处为预计造口位置。

预计造口位置的方法适合所有患者，但是预计造口位置不等同于实际造口位置。预计造口位置因人而异，经过调整后才是实际造口位置。

2. 实际造口位置：确定预计造口位置后，操作者右手放于患者背后，协助患者抬头看自己脚尖。操作者左手放于预计造口位置处，能摸到一条纵形收缩肌肉，该肌肉即为腹直肌。确定预计造口位置在腹直肌上后，用一个直径为2.0cm 的圆形红色粘贴纸，贴于预计造口处，假设这个红色粘贴纸为造口。再让患者取半卧位、坐位、站立位、下蹲位等不同体位，观察自己的造口，以能看清楚造口为原则。操作者此时要观察造口与不同体位的关系，调整粘贴纸的位置。为了明确造口与周围皮肤、解剖标志之间关系，可用 10cm × 10cm 造口底板模型观察底板与脐、切口、皮肤皱褶、髂前上棘、腰带的关系。在观察过程中，上下左右调整粘贴纸的位置。确定造口位置后再让患者平卧并抬头看脚尖，进一步明确调整后造口与腹直肌的关系。如果造口仍在腹直肌处，粘贴纸的位置即为实际造口位置；如果造口不在腹直肌上，则造口位置还需调整。

3. 造口标记：造口位置确定后，用耐擦、耐水的油性记号笔描出粘贴纸的形状，撕去粘贴纸，用记号笔涂抹粘贴纸所在的圆形区域，再用皮肤保护膜喷洒在圆形标记处，以确保圆形标记术前保留完好，术中使用时圆形完整、清晰。如果患者还需术前洗澡，或者术中皮肤消毒后，单纯用记号笔标记造口位置，造口位置标记有可能颜色变浅，甚至标记不清楚的情况。使用皮肤保护膜后，局部防水达 72h，常规洗澡、清洗时记号笔标记都不会受影响，标记后 24 h 内使用图形清晰。此方法简单、实用、无痛苦。定位后，需要将定位情况记录在患者病历和护理病历内。

（六）造口定位的注意点

1. 造口定位应在肠道准备之前进行，因为排空粪便后会使患者腹部的外形发生变化。

2. 造口定位一般由造口治疗师或有经验的护士执行。定位前，治疗师或护士应主动向医生了解患者病情，了解患者及其家人对疾病治疗和转归的掌握程度。确定造口位置是患者、造口治疗师、医生之间紧密合作的过程，有任何违背常规原则的位置标记都要记录在患者的病历中，这样做可以使参与者都知道偏差产生的原因。当因为外科手术的原因不能满足患者对造口位置的需求时，应该向患者解释清楚。

3. 造口应避开陈旧的瘢痕、皮肤皱褶、脐、腰部、髂骨、耻骨、手术切口、肋骨、腹直肌外、慢性皮肤病、现有疝的部位。

4. 坐轮椅、安装义肢的患者，需按日常生活需要，坐在轮椅或穿戴义肢后再定位。

5. 在急诊手术或剖腹探查手术时，造口的位置要方便手术者操作，可同时定 2 个或 2 个以上的位置，手术者视术中情况选择，避免术中盲目定位，也避免术前所定的位置给手术者术中操作带来困难。

6. 患者需同时做肠造口和尿道造口时，两个造口位置不应在同一平面上。在右侧腹直肌处尿路造口应该略高；在左侧腹直肌处肠造口应稍低一点，两个造口之间留有底板粘贴的空间。回肠和结肠双造口时，回肠造口应偏上。

7. 肥胖患者脂肪组织容易形成皱褶，不易发现造口，因此肥胖患者的腹部造口定于腹部隆起之上，但不能放在最隆起处，以方便患者看清造口。

8. 造口位置确定后，患者可试戴造口袋。造口治疗师将根据患者选择的造口袋按常规更换造口袋的方法，示范给患者和家人看，造口袋贴于实际造口位置。造口袋内装有 100mL 的清水，以增加患者对造口真实感。24 h 后，造口治疗师了解患者对造口的感受，并适当调整造口位置。

第二节　造口的术后评估

术后，除了需要对造口患者进行常规护理外，还需要评估造口的功能及周围皮肤情况，评估造口一般在术后 24 h 内进行。

1. 造口的颜色　造口颜色即为正常肠黏膜的颜色，呈红色或粉红色，表面光滑且湿润，黏膜富有弹性，当造口黏膜苍白，或呈暗红色、黑色时，应进一步观察。如果患者术前肠镜检查提示有结肠黑变病，行结肠造口后造口黏膜为黑色。术后 14 d 内黏膜水肿是正常现象，造口变得肿胀、发亮、呈半透明，水肿一般会自然消退。

2. 造口形状及大小　回肠单腔造口圆形、大小为 1.5 ~ 2.0cm；回肠袢式造口椭圆形、短轴为 1.5 ~ 2.0cm、长轴为 2.0 ~ 3.0cm；乙状结肠单腔造口圆形、大小为 2.0~3.0cm；横结肠袢式造口椭圆形、短轴为 2.0 ~ 3.0cm、长轴为 3.0 ~ 4.0cm。造口底板的裁剪应根据造口大小和形状来决定。造口的大小：可用底板测量板测量造口的基底部，圆形测直径、椭圆形测长轴和短轴、不规则图形时用图形表示。造口大小在术后 4 ~ 8 周内会有所变化。袢式造口支撑棒去除后，应重新进行评估。

3. 造口高度　造口高度记录为突出、平坦、回缩、脱垂等。乙状结肠造口高出皮肤 0.5 ~ 1.0cm；回肠造口高出皮肤 1 ~ 2cm；横结肠造口高出皮肤

1 ～ 2cm。适宜的造口高度便于造口袋的粘贴，可预防排泄物对造口边缘皮肤的刺激。造口回缩，贴上造口袋后，其开口处与造口底板齐平，排泄物易渗漏到底板下，排泄物刺激皮肤，造成皮肤损伤。造口脱垂，黏膜外露过多，造口底板对黏膜的摩擦，易引起黏膜的糜烂和坏死。

4. 造口位置　造口位于右上腹、右下腹、左上腹、左下腹、中上腹、脐部、切口上等。

5. 造口类型　根据手术记录确认造口类型，如乙状结肠单腔造口、回肠单腔造口、回肠袢式造口、横结肠袢式造口等。

6. 造口周围皮肤　缝合造口黏膜与周围皮肤后，皮肤与黏膜紧密愈合。外露缝线术后7 ～ 10 d拆除。周围皮肤应健康、完整，是正常皮肤。对毛发稠密的患者，粘贴造口袋前应将毛发剪除。

7. 造口功能　回肠造口术后24 h内恢复功能，术后早期会排出大量小肠液，排出液量可达2 ～ 3 L。当排出液量大于1 000mL时称为高排量造口，此时应监测患者水电平衡。术后2 ～ 8周小肠分泌物会下降到500 ～ 800mL／d，患者进食后可补充纤维素达到每天最大排出量不超过1 L。结肠造口2 ～ 3 d恢复，先排气后排便。早期时呈液体状，随着时间的推移，肠道吸收逐渐增加，排出量减少，大便变得更黏稠。远端结肠造口比近端结肠造口的排泄物黏稠且量少。

第三节　造口的术后常见护理问题

一、粪水性皮肤炎

1. 相关因素　① 造口位置不理想。② 回肠造口平坦或回缩，导致没有一个适当的乳头突起。③ 底板内圈裁剪不合适。④ 底板粘贴后过早改变体位。⑤ 底板粘贴时间过长。⑥ 回肠流出液中蛋白酶的腐蚀作用。⑦ 结肠造口粪便中的高浓度细菌。

2. 临床表现　① 造口周围粪水经常接触处皮肤发红。② 表皮破溃、渗液明显。③ 疼痛。④ 造口袋渗漏。

3. 护理措施

（1）提倡造口术前定位，选择理想的造口位置，避免造口周围皮肤不平引起粪水的渗漏。

（2）理想的造口黏膜能高出皮肤水平面，尤其是回肠造口者。对造口回缩者可选择凸面底板，以抬高造口基地，便于排泄物的收集，减少渗漏现象。

（3）底板内圈的大小应合适，一般直径大于造口 1 ~ 2mm，内圈过大使造口周围的皮肤外露，外露皮肤易受粪水刺激。可常规使用防漏膏，尤其是对回肠造口者，可弥补内圈过大的不足。

（4）对造口平坦后周围皮肤不平者，造口袋粘贴后应保持体位不变（10 ~ 15min），并用自己的手轻轻地按压在底板处，使其在体温的作用下与皮肤粘贴得更牢，避免因体位的改变而使底板内圈与皮肤分离、粪水即刻渗漏至皮肤。

（5）造口底板使用时间不宜超过 7 d。

二、过敏性皮肤炎

1. 相关因素　对肠造口用品内各类成分过敏，包括底板、造口袋、防漏膏、护肤粉、夹子、腰带、皮肤清洗剂等。其中，造口底板过敏者最多见。

2. 临床表现　身体局部接触某种致敏物质后，表现为皮肤红斑及水疱，皮疹的部位仅限于变应原接触部位。自觉症状包括局部皮肤瘙痒及烧灼感。

3. 护理措施

（1）询问过敏史，并明确变应原。

（2）更换造口用品的品牌。

（3）局部可外涂类固醇药物，在粘贴底板前将皮肤清洗干净，然后涂类固醇软膏，保留 15 ~ 20min，再用清水洗干净，擦干后贴袋。

（4）必要时口服抗组胺药物可缓解瘙痒症状。

（5）严重过敏者或治疗无效者应转诊皮肤科。

三、毛囊炎

1. 相关因素　①毛发稠密。②更换底板时，粘贴部位的毛发被底板黏胶连根拔起。③毛发未能完全拔起，但毛发根部被松动，细菌易侵入。④夏季，底板粘贴时间过长。

2. 临床表现　毛囊损伤，受金黄色葡萄球菌感染所致，毛囊周围点状红斑脓疱。

3. 护理措施

（1）用剪刀剪除或用电动刀剃除毛发。

（2）底板粘贴时间不宜过长，一般不超过 7 d。

（3）毛发不要用手拔除，也不宜使用一般剃刀或脱毛剂，因为一般剃刀可造成皮肤上的微小擦伤，易在擦伤的基础上并发感染，而脱毛剂可引起变态反应。

（4）严重感染者需进行细菌培养和药物敏感性试验。

四、造口处肿瘤

1. 相关因素　① 大肠多源发癌。② 肿瘤转移。③ 溃疡性结肠炎、家族性腺瘤性息肉病等引起的造口皮肤与黏膜交界处的肿瘤。

2. 临床表现　① 造口旁逐渐肿大。② 造口部疼痛。③ 出血。④ 溃疡。⑤ 严重者伴有造口狭窄。

3. 护理措施

（1）使用质地软的底板，建议使用一件式造口袋。

（2）造口处出血时，用纱布压迫止血，止血后涂洒护肤粉。

（3）减少底板的更换次数，以防损伤出血。

（4）建议使用带有碳片的造口袋，可减轻肿瘤坏死的臭味。

（5）治疗前行组织学检查。

（6）放射线照射可使肿瘤变小，减轻局部症状。

（7）肿瘤严重阻塞者，可行造口重建手术。

五、造口周围静脉曲张

1. 相关因素　① 肝病患者门静脉高压通过肠系膜静脉丛和腹壁静脉丛的各级高压静脉丛之间的相互作用形成，进行肠造口术后，并发造口旁门 - 体静脉分流，分流发生在肠系膜静脉与腹壁静脉之间，形成造口旁静脉曲张。② 大便干结，摩擦刺激。③ 剧烈活动。常见肝硬化、结肠肿瘤肝转移者。

2. 临床表现　无痛性皮肤黏膜交界处反复出血，造口周围静脉的曲张和造口黏膜面积增大，皮肤呈紫蓝色，黏膜颜色暗红。

3. 护理措施　如下所述。

（1）出血时让患者平卧可减低门脉压力，减轻出血。

（2）用蘸有 0.1% 肾上腺素溶液的纱布按压出血点。

（3）保持大便通畅，减少摩擦刺激。

（4）更换或清洗造口袋时动作要轻柔，最大限度地减少创伤。

（5）避免使用硬质底板，底板内圈的直径应偏大，减少黏膜蠕动时的摩擦。

（6）避免剧烈活动，减少长时间的站立。

（7）内科保肝治疗。

（8）严重出血者可选择手术，如门体静脉分流术、造口移位术等。

六、造口旁疝

1. 相关因素　① 造口位于腹直肌外。② 腹壁筋膜开口太大。③ 腹壁肌肉薄弱，常见于肥胖、老年、营养不良、多次手术等患者。④ 持续腹内压增高，如慢性咳嗽、经常抬举重物、尿路梗阻、便秘等。

2. 临床表现　① 造口周围不适或胀痛。② 造口旁有肿块。③ 肿块在站立时出现，平卧时肿块可消失或缩小。④ 用手按住肿块，并嘱患者咳嗽，有膨胀性冲击感。⑤ 可扪及造口旁缺损。

3. 护理措施

（1）永久性造口患者应定时自查造口两侧腹部是否对称。

（2）使用造口腹带的注意事项：下床前佩戴使用；腹带先垫于腰部；造口袋从造口圈开口处拖出；腹带的松紧以不影响呼吸为佳；腹带过紧，患者感觉胸闷时，可平卧将腹带松动；佩戴腹带前尽可能使旁疝完全还纳；因腹部有压迫感，故进食及餐后 1 h 内可暂时去掉腹带，以减少患者的不适感。

（3）腹部松弛者术后应预防性使用造口腹带：加强腹肌锻炼，嘱患者均匀地做收缩腹肌动作，随着呼吸进行，吸气时收紧腹肌，然后稍停顿，呼气时放松腹肌。动作要慢，2 次／日，每次 30min。平时注意收腹。

（4）控制慢性咳嗽，当咳嗽时，要嘱患者用手按压造口处，减轻咳嗽时腹壁的震动。

（5）避免肥胖和过度消瘦。

（6）限制剧烈活动及抬举重物。

（7）解除尿道梗阻及保持大便通畅。

（8）发生造口旁疝后造口灌洗者应停止灌洗。

（9）凡有嵌顿、绞窄、梗阻、穿孔者，应手术治疗。

七、造口狭窄

1. 相关因素　① 手术时皮肤或腹壁内肌肉层开口太小。② 造口术后黏膜缺血、坏死、回缩、皮肤黏膜分离后肉芽组织增生，瘢痕收缩。③ 局部肿瘤复发。④ 二期愈合后瘢痕组织收缩。

2. 临床表现　① 肠腔或造口腔的缩窄或紧缩，狭窄可发生在皮肤或筋膜水平。浅度狭窄者外观皮肤因开口缩小而看不见黏膜；深度狭窄者外观看起来正常。② 指检时肠管周围组织紧缩，手指难以进入。③ 造口狭窄时排泄物排空不畅、粪便变细，严重者有部分肠梗阻症状。

3. 护理措施

（1）用充分润滑的手指仔细探查。

（2）小指能通过者可采用手指扩张法。戴手套后小指涂液状石蜡，轻轻插入造口内，插入深度为 2 ~ 3cm，保留 5 ~ 10min，每天 1 次。手指扩张时避免出血、疼痛。忌用锐器扩张。

（3）饮食上少食粗纤维食物，保持大便通畅。

（4）造口狭窄合并肠梗阻时，应禁食后急诊就医。

（5）对黏膜缺血、坏死、回缩、皮肤黏膜分离者，术后应定时随访，可行预防性造口扩张，每次换造口袋时扩张一次。

（6）当小指无法通过时，可考虑手术治疗。

八、造口回缩

1. 相关因素　① 造口黏膜缺血性坏死后，坏死黏膜脱落肠管回缩。② 肠管游离不充分,外翻肠管长度不够。③ 造口处缝线固定不牢或缝线过早脱落。④ 祥式造口支撑棒过早拔除。⑤ 术后体重猛增,造口周围脂肪组织过多。

2. 临床表现 造口开口平齐或低于造口周围皮肤水平,当粪便稀软时,尤其是回肠造口者,容易引起排泄物渗漏,导致造口周围皮肤损伤。

3. 护理措施

(1) 回肠造口回缩者可选用凸面底板加腰带固定,以抬高造口基底部,使黏膜被动抬高。

(2) 皮肤损伤者用皮肤保护膜、护肤粉、防漏膏,保护皮肤不受排泄物的刺激。

(3) 结肠回缩者可选用灌洗的方法。

(4) 过度肥胖者可减轻体重。

(5) 必要时手指扩张,预防造口狭窄的发生。

九、 造口水肿

1. 相关因素 ① 腹壁及皮肤开口过小。② 腹带过紧。③ 腹壁没有按层次缝合。④ 支撑棒压力过大。⑤ 低蛋白血症。⑥ 造口袋底板内圈裁剪过小。

2. 临床表现 ① 组织静脉回流障碍,引起细胞组织间隙渗出。② 造口肿大、淡粉红色、半透明、质地结实。③ 回肠造口水肿,导致肠液分泌过多。④ 结肠造口水肿会出现便秘。

3. 护理措施

(1) 术后轻度水肿时注意卧床休息即可。

(2) 严重水肿用50% 硫酸镁溶液或3%氯化钠溶液湿敷,改用两件式造口袋,每天3次湿敷。

(3) 术后早期造口袋底板的内圈要稍大。

(4) 腹带使用时不宜过紧,造口不能完全扎在腹带内。

(5) 更换造口袋时,常规检查支撑棒的情况。

(6) 密切观察黏膜的颜色,避免缺血坏死。

十、 造口皮肤黏膜分离

1. 相关因素 ① 造口黏膜的缺血坏死。② 造口黏膜缝线脱落。③ 腹内压过高。④ 伤口感染。⑤ 营养不良。⑥ 糖尿病。⑦ 长期服用类固醇药物。

2. 临床表现　① 造口黏膜与腹壁皮肤缝合处的组织愈合不良，使皮肤与黏膜分离，形成伤口。② 根据分离的程度，可分为部分分离和完全分离。③ 根据分离的深浅，可分为浅层分离和深层分离。④ 当完全深层分离时，可出现腹膜炎症状。

3. 护理措施

（1）清洗伤口后，评估伤口。

（2）逐步去除黄色腐肉和坏死组织。

（3）部分、浅层分离，擦干创面后洒护肤粉，再涂防漏膏，贴造口袋。

（4）完全、深层分离，伤口用藻酸盐敷料充填伤口，再用防漏膏或水胶体敷料覆盖伤口，贴造口袋。

（5）完全分离并发造口回缩者，选用凸面底板加腹带固定。

（6）避免腹内压增高。

（7）饮食和药物控制血糖，并监测血糖的变化。

（8）造口底板一般每 2 d 更换 1 次，渗液多者需每天更换 1 次。

（9）皮肤黏膜分离处愈合后，指导定期手指扩张，预防造口狭窄。

十一、造口脱垂

1. 相关因素　① 腹壁肌肉薄弱。② 腹壁肌层开口过大。③ 腹部长期用力，造成腹内压过大。④ 结肠太松弛。

2. 临床表现　① 肠管全层经造口处突出体外，突出长度不等。② 单腔造口和袢式造口均可发生，以袢式造口多见。③ 突出的肠管黏膜可出现水肿、出血、溃疡、嵌顿等症状。

3. 护理措施

（1）选择一件式造口袋，口袋的大小以能容纳脱垂的肠管为准。

（2）底板内圈裁剪合适，其大小以突出肠管最大的直径为准。

（3）对结肠造口者，排泄物排空时可用腹带或束裤加以支持、固定。

（4）教会患者自行回纳脱垂的肠管，嘱患者戴手套，平卧放松，用生理盐水纱布盖在造口黏膜部位，顺势缓慢将造口推回腹腔。

（5）避免剧烈活动。

（6）脱垂的黏膜有糜烂、坏死或脱垂伴旁疝时，应选择手术治疗。

第四节　肠造口患者日常生活护理

造口手术会影响一个人的外表，使人处于一种"失禁"的状态。对患者的生活方式、自我形象、情绪控制、人际关系、性能力及婚姻有一定和长远的负面影响，而且这些影响是十分常见的。因此，帮助所有接受了造口术的患者回归社会是值得医护人员关注的问题。

患者在肠造口手术后处于康复期，其所面临的困扰是今后的生活问题，如能否自我护理、是否继续工作、能否参加社交活动、能否担任以前的角色等。康复过程是一个持续的适应过程。造口者只要对自己有信心，正确地掌握造口器材的使用和护理方法，注意生活细节，那么造口带来的不便就可以降至最低，可以像正常人一样愉快地生活、娱乐、旅游和工作。

一、饮食护理

肠造口者不能完全控制排便的过程，所以饮食问题也是他们非常关心的问题之一。有的患者认为，限制饮食的摄入可以减少排泄量，以减少造口所带来的不便。这往往会导致更多的问题产生，如癌症患者手术后过分地限制食物的摄入，导致身体的恢复减慢，使机体处于不良的状态，影响伤口愈合。其实，肠造口手术后仅仅是排便的部位和习惯发生了改变而已，肠造口者原消化吸收功能没有丧失。因此，肠造口者不必为饮食而烦恼。造口者如果没有糖尿病、肾病、胃病、心血管疾病等需要特别注意限制饮食的疾病，则其只需要在平时的生活中稍加注意，掌握饮食规律，就能和正常人一样享受美味。

（一）肠造口术后饮食的注意事项

肠道手术经常涉及切除全部或部分大肠、小肠，从而影响食物的消化吸收过程。因此，在手术后需要调整食谱，改变饮食习惯，直到身体可以适应这些变化。肠造口手术后，当造口有排气、排便，医生检查后确认肠道功能恢复时，饮食就可以开始恢复。饮食应由流质 — 半流 — 普食逐步进行。进入康复期后，原则上患者应根据自身需要进食，无需忌口。但是，应定量进食，防止暴饮暴食，从而有利于造口者的身心康复。同时，应适当注意下列问题。

1. 少进食易产气的食物　因为肠造口没有括约肌来调节粪便的排出，所以患者需要佩戴造口袋来收集由肠道所排出的废物。肠道产气过多，在造口袋内积聚，会使造口袋鼓起而对患者的外表形象有影响。例如，与家人或朋友在一起时，造口排气（放屁）的响声可能令患者尴尬并产生自卑感。同时腹部胀气会给患者带来不适。某些食物、水果、饮料会增加肠道内产气，如卷心菜、芥菜、黄瓜、青椒、韭菜、豌豆、萝卜、洋葱、番薯、巧克力、苹果、西瓜、哈密瓜、碳酸饮料、啤酒等。某些行为如嚼香口胶、吸烟、进食时说话，也能使肠道内气体增加。因此，在进食时宜细嚼慢咽、少说话，以减少吞咽空气。

2. 少进食易产生异味的食物　不良气味的散发可能会成为造口者最头痛的问题。不良气味的产生通常来自脂肪痢，或是肠道的细菌将某些特殊的食物发酵，产生酸性且令人不适的气味。如果患者佩戴的造口袋不具有防臭功能，应少进食易产生异味的食物。可产生较大气味的食物有玉米、洋葱、鱼类、蛋类、大蒜、芦笋、卷心菜、花椰菜，以及香辛类的调味品等。多喝去脂奶或酸奶，食用含叶绿素高的绿叶蔬菜有助于控制粪臭，若臭气相当明显，还可以内服次碳酸铋、活性炭片、叶绿素片等。但应注意，服用这些药物后可能会引起大便颜色的改变。

3. 避免进食容易引起腹泻的食物　由于肠道功能的不完整，因此造口者比正常人更容易产生胃肠道的不适，尤其是腹泻。肠造口者腹泻是指大便稀薄或水样。粪水对造口周围皮肤产生刺激，同时大量腹泻会引起电解质紊乱和脱水，因此应引起重视。造口者在饮食上应特别注意食物的质量，食物要新鲜、干净、卫生，少吃太油腻的食物。同时，在尝试某种新食物时，最好不要一次进食过多，无不良反应时，下次才多吃。过量饮用酒精类饮品可导致稀便。容易引起腹泻的食物有咖喱、卷心菜、菠菜、绿豆、含高浓度香料的食物（花椒、八角、蒜头等）、赤豆、南瓜子、丝瓜、酒精、啤酒等。出现腹泻症状，宜进食低纤维、少油炸的食物，也可进食一些炖苹果、苹果酱、香蕉、奶油花生酱、燕麦卷等可溶性纤维食物。同时，喝含钠、钾高的溶液来补充丧失的水分，以及电解质（如果汁、去油的肉汤等）。一般的抗生素可能会导致稀便或腹泻，而有些抗胃酸药物也会引致腹泻或便秘，故不可随意服用。腹泻无缓解或严重腹泻者应及时到医院就诊。

4. 进食粗纤维食物应适量　粗纤维食物能促进肠蠕动，增加粪便量。对便秘的造口者，多吃粗纤维食物有助于粪便的形成，减轻排出困难。但是，一般造口者在大量粗纤维的饮食下会形成大量粪便，需经常排放粪便或更换造口袋，给造口者外出活动带来不便。造口狭窄者，出口狭小，粪便排出困难，粗纤维饮食后，容易引起造口梗阻，出现腹痛、腹胀，甚至呕吐等症状。注意进食粗纤维的食物时要有充足的水分。含粗纤维较多的食物有玉米、芹菜、南瓜、红薯、卷心菜、莴笋、绿豆芽，以及叶类蔬菜、贝壳类海鲜等。

5. 避免进食容易引起便秘的食物　对于造口者，保持大便的通畅是很重要的。大便过硬，排出时很容易引起造口出血，长期便秘也容易引起肠造口的脱垂。大便的稠度与所进食的食物种类有关，也与饮食的时间、次数、服用的药物和患者的情绪等有关。容易引起便秘的食物有番石榴、巧克力、隔夜茶等；氢氧化铝、碳酸钙，以及吗啡类药物等也容易引起便秘。便秘出现时，最佳方法是多喝水，适当进食有通便作用的食物如香蕉、红薯等，同时进行适当的运动，有便意应立即上厕所。用手在脐部周围顺时针方向按摩等方法，可以促进肠蠕动，利于排便，必要时，应在医生指导下服用缓泻药。

（二）回肠造口者的饮食注意事项

因回肠造口的管径小，故高纤维的食物会有可能会阻塞造口。为了避免引起回肠造口的堵塞，回肠造口者在饮食上应注意少食难消化的食物，如种子类食物（如干果、坚果等）、椰子、菠萝、木瓜、芒果、芹菜、蘑菇、冬笋、玉米、水果皮等。同时要仔细咀嚼。多吃富含维生素 C 的水果（如橙、柚、柠檬、山楂等）和新鲜蔬菜，以预防维生素 C 的缺乏。处理暂时性的回肠食物梗阻的小窍门有：① 洗一个热水澡，或用热水袋放松腹肌；② 右侧卧位，沿造口上方到造口方向按摩，促进梗阻物排出；③ 按摩并呈膝胸卧位，可能会提高成功率；④ 如果回肠造口排出物是干的，应避免进食固体食物并增加液体摄入量；⑤ 如果近期无排泄物流出，应及时停止经口进食。这种情况如果超过 6 小时，建议及时就医。

回肠造口者因为结肠切除，水分和无机盐的重吸收受到影响，而容易导致水和电解质平衡失调，应注意补充水和无机盐，尤其是在炎热的天气及大量出汗时。如果水分损失较多，尿量往往会减少，容易发生肾结石，因此必须摄取足够的水分，每天的饮水量至少为 1 500 ～ 2 000ml。可通过饮用运动饮料或饮食增加盐的摄入，来维持钠的平衡。如果回肠造口高排出情况持续超过 24 h，建议看内科医生和营养师，服用抗腹泻的药物及合理膳食。出现口干、小便量少且颜色深，昏睡和乏力，恶心、呕吐，是水电解质平衡紊乱的预警信号，应及时就诊。某些坚硬或有胶囊包裹的药物，如避孕药，可能会不被吸收而由回肠造口排出。

（三）泌尿造口者的饮食注意事项

泌尿造口者并不需要忌口，只要保证均衡的饮食便可。为了防止感染和肾结石的发生，应多喝水、流质饮食、饮果汁，多吃新鲜蔬菜及水果。每天的饮水量应在 2 000ml 以上，最好能多喝酸梅汁，以减少回肠导管黏液的分泌。

（四）化疗期间注意加强营养，提高机体免疫力

许多大肠癌患者在造口术后需要进行化学治疗。化疗中患者的味觉、嗅觉发生改变，出现厌食、恶心、呕吐、腹泻、腹胀等不适症状，导致营养摄入不足，造成水和电解质失衡。保证良好的营养供给对大肠癌造口者的康复来说是一个重要问题，良好的营养可加速患者的康复，减轻化疗中的不良反应，调动机体免疫系统，抵御感染，确保完成治疗计划。宜少量多餐，在烹调上尽量满足患者的需要，保证营养的摄入。不能进食者应通过静脉补充营养。

（五）参加社交活动，饮食上应注意

社交活动不是造口者的禁区，如果想减少夜晚外出时粪便的排出，白天时适当减少进食含纤维多的食物和减少进食量，就有可能避免频频需要更换造口袋或排放粪便带来的苦恼。有气饮品可能会刺激造口排出大量气体及水分，如啤酒、可乐等，故应少饮为佳。

二、日常生活指导

（一）衣着

肠造口者很担心出院后该穿什么样的衣服，是否需要特别制作。其实，肠

造口者不需要重新制作他们的衣着，穿回手术前的服装即可。但最好避免穿紧身衣裤（裙），以免摩擦或压迫造口，影响肠造口的血液循环。

（二）沐浴

是否可以洗澡（沐浴）是肠造口者非常关注的问题之一。肠造口并不会剥夺造口者沐浴的乐趣。手术的切口愈合后，无论是粘贴着造口袋还是撕除造口袋，造口者均能与正常人一样轻轻松松地沐浴，水分是不会由造口进入身体内的，也不会影响造口袋的使用时间和身体的康复。沐浴前，最好在造口底盘的边缘贴上防水胶带，以免沐浴时水渗入底盘，影响造口底盘的稳固性。使用一件式闭口袋时，沐浴前最好先将造口袋除下；使用一件式开口袋时最好先将造口袋排空，沐浴后用柔软的抹布将造口袋外层的水珠抹干即可；使用两件式造口袋时，沐浴后可用柔软的抹布将造口袋外层的水珠抹干或更换一个干净的造口袋，也可以佩戴浴盖进行沐浴，沐浴后再套上造口袋。

（三）旅 行

旅游是有益身心的事，随着生活水平的提高及造口护理用品的多样化，肠造口者走出家门，游览祖国的美好河山，甚至出国观光的美好愿望都是可以实现的。肠造口者在体力恢复后可以外出旅游，领略大自然的风光，陶冶情操、调节身心。无论是坐船、坐飞机，还是坐火车，对肠造口者均不会有影响。但在旅游中要注意：

1. 路程的选择　要遵循由近到远、由易到难的原则，逐步进行。这样可以使自己逐渐适应在外生活与在家生活的不同，更有利于克服造口带来的一些意想不到的问题。

2. 物品准备　首先准备充足的造口袋，要比平时用量稍大，以应付意外（如水土不服，会有腹泻的情况发生）；部分造口袋应放在随身的行李中，以便随时更换，将其余造口袋分别装在不同的行李箱内是明智之举，千万不要全部托运，以免行李箱丢失时手忙脚乱；最好佩戴造口腰带，因为在旅游中会有比平时多的身体运动，佩戴腰带会更安全；在飞机上，由于压力的变化，胃肠气会多一些，宜使用开口袋或配有碳片过滤的用品，除臭过滤片可解决肠胀气过多所带来的排气的臭味；造口袋不能减轻造口者系安全带时对造口部位的压迫，备一个小垫子将能保护造口；平时习惯进行结肠灌洗的造口者，如果所住的地方条件允许（必须有洗浴设施），旅行时只要带一套灌洗器及几个袋子或造口栓就可以了；还要带些止泻药和抗生素；湿纸巾也是必备之物。无论到哪里旅游，最好事先了解当地造口治疗师及造口用品经销商的情况，以便出现紧急情况时能够得到及时的帮助。

3. 饮食选择　注意饮食卫生，尽量不改变饮食习惯。尝试新品种的食物时，应尽可能少食，以免引起腹泻。不易消化、产气较多或有刺激性的食物尽量避免食用，如粽子、汤圆，壳类的食物（如瓜子、花生），以及含碳酸饮料（如啤酒、可乐）、辣椒、咖啡、洋葱，等等。最好养成随身带一瓶矿泉水的习惯，这样既可以保证饮水，也可以在有意外时用于冲洗。

（四）性生活

接受造口术的患者都有发生器质性或心理性性功能障碍的可能，但造口术不一定会引来性方面的问题。术后早期应是患者的康复及适应阶段，包括患者的自我适应及家庭适应。这个时期的性康复重点应放在患者及配偶对造口的心理适应、熟悉护理方法和加强体力的恢复上，正确认识性生活与原发病及肠造口的关系。随着造口者生理及心理条件的不断完善，造口者在有关医师的正确指导下，可逐渐过渡到正常的性生活。

1. 生理方面　医护人员应高度重视肠造口术给患者带来的性生理变化，主动了解他（她）们的性问题，提供康复护理措施，协助他们重新获得性满足。

有些男性造口者会因手术时机械性的伤害而出现盆腔血管神经的损伤，引起部分或全部的性功能丧失。有专家认为，性功能状态并不完全取决于根治范围及是否有神经损伤，性功能减退的程度及持续时间与手术并发症、年龄、术前身体状况等诸多因素有关。无论是直肠癌行腹会阴联合切除术还是膀胱肿瘤行膀胱全切术，部分男性患者都可能会出现反射性勃起功能丧失、腺体分泌减少、无法射精、射精疼痛、早泄等部分或全部性反应障碍。有些功能经过一段时间后会逐渐恢复，情况严重者需要到泌尿科做进一步的检查、治疗（包括药物性阴茎勃起、外部装置和假体等）。

女性方面，可能存在以下情况：由于手术损伤盆腔血管及正常的血液循环，而影响性生活中盆腔充血及性快感的出现；术后子宫后倾或翻转造成性交时子宫或阴道壁受力后引发的紧张性疼痛；也可因手术野周围的阴道后壁瘢痕收缩、阴道干燥而导致性交困难、疼痛等，这些都可能降低患者对性生活的兴趣。医护人员应该提供相应的咨询和健康教育，如使用润滑剂（油性润滑剂不被推荐使用，如石蜡油等）、改变性交姿势、阴道整形术松解瘢痕组织等方法解决性交困难及增加舒适度。

2. 心理方面　心理性性功能障碍在造口者中较为普遍。无论造口的原发病如何，施行造口术后，患者都将面临由此引起的一系列心理变化。在整体上，这类患者常因自己排便方式与众不同、难以保持自身清洁、体形外观变化、吸引力下降等而感到自卑。尤其是在术后的前半年，患者对自己外观形象的突然改变尚不适应，对造口的护理方法也不熟练，心理负担很大。性生活中肠造口带来的异味、肠内容物外漏和异常声响都会令患者及其配偶感到沮丧，严重干扰性生活的质量。那些因恶性肿瘤接受肠造口术的患者，还需面临肿瘤复发给自己的生命带来威胁这样非常现实的问题，因此极易产生抑郁、悲观、暴躁等情感变化。这些患者的心理十分敏感、脆弱。如果缺乏社会、亲友、配偶的理解、关怀和鼓励，尤其是缺乏医师对术后康复过程中的有关性生活的指导，该类患者极易丧失自信，这是心理性性功能障碍发生的主要根源。心理性因素造成的性功能障碍，往往需要通过医师、亲友、配偶及患者本人的互相配合、理解来治疗，效果通常令人满意。

对造口者这样一组特殊人群来说，虽然他们很少主动提到手术后的性问题，但并不说明他们不存在这方面的问题，只是这方面的问题难以启齿，不便与人交流。事实上，无论其造口的原发病如何，造口者在术后康复过程中，将不可避免地面临一系列个人生活及社会生活的改变，其中性生理和性心理的变化是一个相当突出的问题，处理不好，往往会造成生理、心理及社会交往上的压力，甚至导致婚姻及家庭层面的危机，严重影响患者的生活质量。

恰当、适度的性生活对患者术后的康复、自信的确立、生活质量的提高无疑是有益的。造口者在性生活前还应在以下几方面进行一些必要的准备。

（1）环境：最好布置富有浪漫气氛的环境；女性可使用少许的香水；偶尔安排外宿，常会有强烈的感受和意想不到的效果。

（2）情绪：不要把所有的注意力都放在肠造口上，互相爱抚、欣赏，尽情享受性生活的乐趣，必要时学会用幻想加入性爱的领域。有专家调查后指出，在术后早期（8个月内），造口者往往更乐于接受亲吻、拥抱、抚摸等亲昵动作，以确定自己是否仍然被社会、亲友所接受和理解，从而增强自信心，而对于性交本身并不热衷，女性造口者尤为明显。与配偶分享彼此的看法、意见，说出自己担心的事情，多体贴对方，检查是否有不适之处。造口者在克服心理障碍的过程中，有时还需要心理专家的辅导，逐渐重新接受自己，在恢复及适应期间，给自己及伴侣一些时间来适应。

（3）身体：注意饱餐后最好休息2～3小时后，才可进行性生活。对结肠造口灌洗者，事先可粘贴闭口式造口袋、造口栓或使用迷你型造口袋，这样可预防粪便泄漏、又不会有异味产生。非结肠造口灌洗者，事先需更换造口袋或将造口袋内的排泄物清理干净，预防排泄物的泄漏。可用腹带约束覆盖造口处，这样既可预防造口袋脱落，又可使患者有安全感；也可选择有颜色、图案的袋子套在造口袋上，以改善视觉感受。

（4）姿势：鼓励造口者在性交过程中应用各种不同的姿势，以选择最舒适、最合适的方式，原则是不直接压迫肠造口。性交时的姿势可让造口者位于上方或侧卧。对于女性患者，行腹会阴切除术后，会造成会阴的瘢痕及骨盆阴道解剖上的变形，而导致阴道角度改变，引起插入时困难；若阴道肌肉受损且腺体分泌消失时，性交时会造成疼痛。一般可使用润滑剂，女性采取在上位的姿势，以减轻阴茎对阴道后壁的撞击痛。若女性患者已行全膀胱切除术，则女性最好采取下位姿势，以预防阴茎对阴道前壁撞击造成不适，且性伴侣会觉得宽松，使夫妻间都易获得快感及满足。

（五）怀孕与生育

对一个年轻女性造口患者而言，保持一个积极乐观、身心健康对于受孕是必不可少的，无并发症怀孕及自然顺产也是可能的。关于生育问题，可咨询外科医生和产科医生。造口孕妇的护理需要产科医生、外科医生及造口治疗师非常细心，互相配合，对用药进行监督指导。造口者怀孕会受到多方面的影响：

1. 对一部分造口者而言，由于造口位置或盆腔积液的缘故，怀孕可能是比较困难的。

2. 多种常规处方药可能会影响胎儿，建议在打算怀孕之前与有关人员探讨所服药物是否对胎儿有影响。

3. 对回肠造口者来说，怀孕期间恶心、呕吐会威胁患者内环境的稳定。

4. 腹部绞痛可能是由于肠粘连引起的而非流产先兆。

5. 不明原因的便秘可能会导致结肠造口者慢性腹痛，甚至引起胎儿窘迫乃至死亡。

6. 会阴部手术引起的瘢痕组织可能使自然分娩变得较为复杂。

7. 有报道称，产后可能出现相关的造口脱垂。

8. 怀孕期间服用的一些药物可能会改变大小便的颜色，比如铁剂会使大便变黑。医护人员应将药物可能引起排泄物颜色变化的情况告知患者。

9. 对于难以受孕者，体外受精被认为是可以选择的。

10. 在年轻造口者中，可能出现意外怀孕。因此，在未做好充分准备之前，应做好充分的避孕。同时，具有家族性遗传病史的造口者，如家族性息肉病患者应在进行必要的咨询后再决定是否怀孕。

肠造口术后，男性不育的病因主要为逆行射精或不射精，当然性功能障碍也可以导致不育。药物治疗、辅助生殖技术（子宫内受精、试管内受精或细胞内精子注射等）已广泛应用于男性不育的治疗。手术后，造口者若在性生活方面出现问题，应与医护人员商讨。医护人员也应采取开放态度，帮助患者解决疑难问题。

（六）社交活动

人类离不开友情，离不开人群，肠造口者也不例外。肠造口者不是患者，更不是传染病患者。他们在体力恢复、掌握造口的护理方法后，就可以正常地进行社交活动。同时，应鼓励造口者多参加造口者联谊会，在这个组织中他们可以找到新朋友，互相了解、互相鼓励，交流造口护理的经验和体会，以减轻造口者的孤独感，激发其重新走向新生活的勇气，对促进其心理康复有着积极的作用。

（七）锻炼和运动

生命在于运动，运动有助于保持健康的身体。造口者也不例外，造口是不会妨碍体育锻炼和适当的体力劳动的。造口者可以根据术前的爱好与身体的耐受力，选择一些力所能及的运动，如打太极拳、散步、做体操、游泳、跑步、练气功等。其中，最简单的锻炼方法是散步，它可以改善血液循环，促进新陈代谢，提高机体的免疫能力。但应尽量避免贴身的运动，如摔跤，以免造口意外受损；进行某些球类运动或会有轻微碰撞的运动，如壁球、篮球等，可能需要佩戴肠造口护罩来保护造口，以免肠造口意外受损；避免举重运动，以减少造口旁疝的发生。

（八）工作

肠造口不是一种疾病，因此不会影响患者的工作。造口者在手术后一般需要一段时间来康复，特别是肿瘤患者。其体力完全恢复后，便可以恢复以前的工作，但应避免重体力劳动，尤其是术后第一年，应避免举重或提重物，如从事搬运工作应做以调换。必要时可佩戴造口腹带，以预防造口旁疝的发生。

三、定期复诊

医护人员应指导造口者定期复诊，以便及时了解其生理及心理的康复情况、对家庭及社会的适应情况、对造口的适应情况，以及放疗及化疗对造口者的影响，及早诊断出造口及皮肤并发症，并给予适当的治疗和心理辅导。

造口者住院期间遇到的一些问题，如过度焦虑、疾病、手术、药物、护理方法等，能及时获得医生和护士的帮助。但是，在从医院回家后是康复过程中，造口者也会在不同的时间面临各种各样、对其产生不同影响的困惑，并且大部分并发症也是在出院后发生的，如术后初期，造口较大及肿胀，渗漏机会较少，当造口收缩完成后，造口会较小及扁平，渗漏机会增加；造口者体重明显增加或消瘦，导致体形改变；回家后，患者活动量增多；放疗对皮肤及造口的影响；受化疗的影响，造口者抵抗力降低，易受细菌感染等都可使造口在不同时期出现渗漏，导致皮肤损伤。造口者在不断受到粪便外漏的困扰时，将无法重新工作，无法成为对家庭及社会有用的人，其生活也将处于"与世隔绝"或"与他人疏远"的状态。造口者因为护理方法不正确，且没有及时得到纠正，而出现一些本不应该出现的并发症，有的并发症甚至越来越严重，不但给其生活带来不便，更重要的是加重了其精神负担和经济负担。造口袋及皮肤护理产品的可靠性也至关重要，造口袋质量不好或无法固定，受到损害的不仅是造口周围的皮肤，也包括造口者与社会、配偶乃至家庭成员交往的自信心和勇气。还有其他问题，如造口表面出血、脱垂、旁疝、狭窄、回缩等情况如何护理？在哪里能购买到自己所需的造口用品？如何正确使用造口用品？这些问题都需要在专业人员的指导下才能解决。

　　作为医务工作人员，有责任向造口患者提供相关知识、康复服务及教育，使造口者能够顺利、完全康复。出院时应让造口者了解复诊的时间、地点。复诊从术后 1 个月开始，第 1 年，1 个月返院复诊一次，连续 3 个月；以后每 3 个月复诊 1 次；第 2 ～ 3 年内每 3 ～ 6 个月复诊 1 次；以后每 6 个月至 1 年复诊 1 次。有新症状者应随时就诊。复诊内容主要是帮助患者解决在家时所遇到的困难与问题，以及学习生活所需的因人而异的护理知识和技巧。造口者复诊时最好多备一副造口袋，以便在医生或造口治疗师检查后换上新袋。

　　总而言之，康复成功的关键在于手术的效果，专业人员提供的教育、辅导及咨询，提供数量充足、质量可靠、外观令使用者满意的造口产品，以及终身的随访。无论是对医护人员还是对造口者来说，造口术后的生活质量变得越来越重要。近年来，我国造口康复事业发展迅速，造口治疗护理水平得到很大提高，许多大医院已拥有专业造口治疗师，部分医院开设了造口门诊，极大地提高了造口者的生活质量。

参考文献

[1] 曹梅娟，王克芳．新编护理学基础．第4版．北京：人民卫生出版社，2022.

[2] 李俊红，叶丽云．实用呼吸内科护理手册．北京：化学工业出版社，2018.

[3] 冯岚，张雪梅，杨晓燕．脊柱外科护理学．北京：科学出版社，2021.

[4] 何文英，候冬藏．实用消化内科护理手册．北京：化学工业出版社，2019.

[5] 邵小平，黄海燕，胡三莲．实用危重症护理学．上海：上海科学技术出版社，2021.

[6] 尤黎明，吴瑛．内科护理学．第7版．北京：人民卫生出版社，2022.

[7] 葛艳红，张玥．实用内分泌科护理手册．北京：化学工业出版社，2019.

[8] 任潇勤．临床实用护理技术与常见病护理．昆明：云南科学技术出版社，2018.

[9] 胡三莲，高远．实用骨科护理．上海：上海科学技术出版社，2022.

[10] 胡雁，陆箴琦．实用肿瘤护理．上海：上海科学技术出版社，2020.

[11] 陈凌，杨满青，林丽霞．心血管疾病临床护理．广州：广东科技出版社，2021.

[12] 熊云新，叶国英．外科护理学．第4版．北京：人民卫生出版社，2018.

[13] 王霞，王会敏．实用肿瘤科护理手册．北京：化学工业出版社，2019.

[14] 李乐之，路潜．外科护理学．第7版．北京：人民卫生出版社，2022.

［15］李小寒，尚少梅．基础护理学．第 7 版．北京：人民卫生出版社，2022.

［16］李卡，金静芬，马玉芬．加速康复外科护理实践专家共识．北京：人民卫生出版社，2019.

［17］邵小平．实用急危重症护理技术规范．上海：上海科学技术出版社，2019.

［18］蒋红，顾妙娟，赵琦．临床实用护理技术操作规范．上海：上海科学技术出版社，2019.

［19］杨艳杰，曹枫林．护理心理学．第 5 版．北京：人民卫生出版社，2022.

［20］姜丽萍．社区护理学．第 5 版．北京：人民卫生出版社，2022.